PRÓSTATA:
O QUE TODO HOMEM DEVERIA SABER

ERNANI LUIS RHODEN

PRÓSTATA:
O QUE TODO HOMEM DEVERIA SABER

Editora Sulina

Copyright © Ernani Luis Rhoden, 2022
Capa: Like Conteúdo
Editoração: Niura Fernanda Souza
Revisão: Adriana Lampert
Editor: Luis Antônio Paim Gomes

Bibliotecária responsável: Denise Mari de Andrade Souza CRB 10/960

R475p   Rhoden, Ernani Luis
         Próstata: o que todo homem deveria saber / Ernani Luis
   Rhoden. – Porto Alegre: Sulina, 2022.
         136 p.; 12x18cm.

         ISBN: 978-65-5759-074-4

         1. Próstata – Doenças. 2.Saúde do homem. 3. Câncer de
   próstata. 4. Oncologia. 5. Medicina – Câncer. 6. Patologia. I.
   Título.

CDU: 611.637
616.65-006
CDD: 610

Todos os direitos desta edição são reservados para:
EDITORA MERIDIONAL LTDA.

Rua Leopoldo Bier, 644, 4º andar – Santana
CEP: 90620-100 – Porto Alegre/RS
Fone: (0xx51) 3110.9801
www.editorasulina.com.br
e-mail: sulina@editorasulina.com.br

Outubro/2022

Dedico este livro às minhas
filhas Camila, Fernanda e Luiza.

Sumário

Prefácio 9

1. Próstata 11
  O que é? 11
  Doenças mais comuns da próstata 13
    Hiperplasia benigna da próstata..................13
      O que é? 13
      Por que acontece? 16
      O que causa e sintomas 16
      Complicações..31
      Tratamento clínico.....................................32
    Doenças inflamatórias da próstata
    (Prostatites) 39
      O que são?...39
      O que causam e sintomas 42
      Diagnóstico 42
      Tratamento..45
      Complicações..46
    Câncer de Próstata..47
      O que é? 47
      Por que acontece? 49
      Sinais e sintomas...54
      Rastreamento do câncer de próstata 57
      A importância do Antígeno Prostático
      Específico (PSA) 61
      Biópsia de próstata.....................................64

Estagiamento...67
Classificação de risco do câncer
de próstata...75
Tratamento...77
Hormonioterapia para tratamento
do câncer de próstata..............................98
Quimioterapia para tratamento
do câncer de próstata............................112
Prevenção do câncer de próstata............117

Referências bibliográficas de apoio......................125

Prefácio

Este livro é destinado a todos os homens que desejam esclarecer suas dúvidas a respeito da próstata, uma glândula do aparelho gênito-urinário masculino. Através de uma linguagem simples e de fácil compreensão, o texto aborda os aspectos mais relevantes da glândula prostática – objetivando, com isso, que o leitor compreenda a sua importância –, além das principais doenças associadas e seus respectivos tratamentos. A hiperplasia benigna da próstata, uma afecção que acomete a maioria absoluta dos indivíduos, seus sintomas, diagnóstico e tratamentos são aqui tratados de forma simplificada e didática. As prostatites, infecções da referida glândula, também recebem atenção neste texto – assim como as particularidades relacionadas – do ponto de vista clínico e terapêutico. Atenção especial é dedicada ao câncer de próstata, hoje em dia o tumor maligno mais frequente no homem, quando se excetua os tumores cutâneos, assunto apresentado cuidadosamente, de forma simplificada. Os aspectos etiológicos, diagnósticos, terapêuticos, assim como a prevenção, são discutidos para que o leitor forme sua opinião embasada e crítica. As controvérsias ainda hoje relacionadas ao rastreamento e necessidade de tratamento também são trazidas à discussão. O objetivo central deste livro é, em última análise, servir de instrumento informativo ao leitor quando distintas discussões relacionadas à próstata e suas doenças são abordadas no cotidiano.

1. Próstata

1.1 O que é?

A próstata é uma glândula exclusiva dos indivíduos do sexo masculino. Ela está localizada em uma posição bastante peculiar, na parte mais inferior da bexiga, e envolve a uretra na sua porção mais proximal. O tamanho médio da próstata é de aproximadamente 20 gramas em uma situação normal, ou seja, aproximadamente o tamanho de uma noz. A uretra tem vários segmentos assim denominados: uretra prostática, membranosa, bulbar, peniana e navicular. Como o nome diz, a uretra prostática cruza a próstata na sua região central. Ou seja, a próstata envolve a uretra prostática. Esta situação da próstata, caracteristicamente, acaba por ser responsável pela maioria dos sintomas urinários – como veremos mais adiante – quando doenças acometem esta glândula, a exemplo de seu crescimento ou mesmo inflamações. A função principal da próstata está vinculada à reprodução (Figura 1). O líquido originado da próstata e das vesículas seminais corresponde ao ejaculado, no interior do qual estão presentes várias substâncias importantes para a nutrição dos espermatozoides. Os espermatozoides são as células reprodutivas masculinas que junto com o óvulo (célula reprodutiva feminina) formam o ovo que origina o embrião humano. Portanto, pode se dizer que a próstata é uma glândula envolvida fisiologicamente na reprodução humana.

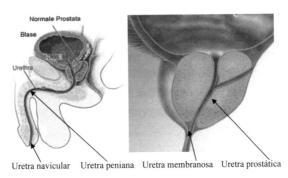

Uretra navicular   Uretra peniana   Uretra membranosa   Uretra prostática

Figura 1: Relações anatômicas da próstata com bexiga e uretra.

1.2 Doenças mais comuns da próstata

As doenças mais comuns da próstata são divididas em três grupos: **a hiperplasia benigna**, **as doenças inflamatórias e infecciosas (prostatites)** e **o câncer da próstata**. O texto a seguir, visa abordar cada uma destas doenças de forma bastante simples e objetiva para que o leitor possa compreender os aspectos básicos relacionados a estas condições clínicas, discutindo os sintomas, o diagnóstico e os tratamentos que habitualmente são realizados.

1.2.1 Hiperplasia benigna da próstata

1.2.1.1 O que é?

Esta doença, também denominada de hipertrofia da próstata, nada mais é do que um fenômeno praticamente universal, ou seja, que acomete a absoluta maioria dos homens em graus de intensidade distintos. É uma doença benigna que está vinculada com o envelhecimento masculino, ou seja, à medida que o indivíduo avança na idade esta condição se torna mais frequente. Embora seja um crescimento benigno da próstata, isto não significa que não possa produzir graus importantes de desconforto e até de situações graves. Por motivos ainda não bem esclarecidos, a partir da terceira/ quarta década de vida o crescimento da próstata tem seu início estabelecido. Mais especificamente, uma zona da próstata denominada de "zona de transição" sofre um processo de hipertrofia (crescimento) que acompanhará o homem ao longo de toda sua vida. O que faz com que na sexta, sétima ou oitava década de vida seja improvável que ela não esteja presente, em pelo menos algum grau, em todos os indivíduos. Mesmo que este processo aconteça em todos os homens, isso não significa que a totalidade dos mesmos apresente sintomas relacionados à condição na esfera miccional. As características clínicas (sintomas) são uma particularidade individual de cada homem.

Nas Figuras 2 e 3, pode-se observar claramente a relação entre idade e prevalência histológica de hiperplasia prostática e, também, a relação entre a ocorrência da mesma com a frequência de sintomas urinários.

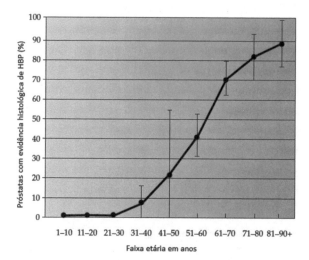

Figura 2: Relação entre idade e prevalência
de alterações histológicas de hiperplasia prostática benigna
(www.medicinanet.com.br)

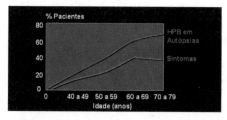

Figura 3: Prevalência de sintomas urinários e hiperplasia
prostática benigna em diferentes faixas etárias

1.2.1.2 Por que acontece?

Na realidade, não se sabe com exatidão por que a hiperplasia benigna da próstata acontece. O que se sabe é que a partir da terceira, e mais frequentemente, quarta décadas de vida, algum fenômeno patológico acontece na próstata que faz com que a sua zona mais próxima da uretra sofra um processo de hiperplasia, ou seja, as células da glândula prostática começam a proliferar de forma mais pronunciada e acelerada em relação ao processo apoptótico (morte celular programada), fazendo com que a próstata aumente de volume. Vários mecanismos endócrinos e moleculares responsáveis por este fenômeno já são bem conhecidos e envolvem hormônios androgênicos, fatores de crescimento, interações endócrinas e parácrinas entre o estroma e epitélio do tecido prostático.

1.2.1.3 O que causa e sintomas

A Figura 1 mostra relações anatômicas muito interessantes e que demonstram que a próstata apresenta uma localização ímpar, ou seja, abaixo da bexiga, e envolve a uretra na sua porção mais proximal (uretra prostática). Esta localização característica está relacionada com os sintomas que o crescimento benigno da próstata pode causar. Ou seja, a próstata crescendo pode comprimir a uretra nesta posição e consequentemente interferir no fluxo urinário e causar os sintomas relacionados a esta doença. Os sintomas da hiperplasia benigna da próstata podem ser divididos em dois grandes grupos e assim denominados: **obstrutivos ou irritativos**.

Entre os **sintomas obstrutivos**, os mais frequentes são a hesitância, jato urinário fraco, intermitente, e sensação de esvaziamento incompleto da bexiga.

Hesitância é a denominação dada ao aumento do intervalo entre o início do desejo miccional e a ocorrência efetiva do fluxo urinário, ou seja, necessidade de esperar um tempo maior para iniciar o jato de urina.

Jato urinário fraco ou enfraquecido é a presença de um fluxo urinário com menor força e pressão. **Esforço miccional** é quando o indivíduo aumenta a pressão dentro do abdome para conseguir urinar. Este aumento da pressão dentro do abdome se expande sobre a bexiga como uma força auxiliar de aumento da pressão dentro da mesma para vencer a obstrução que a próstata está exercendo.

Gotejamento após o término da micção acontece pela presença de urina dentro da uretra, uma vez que a bexiga não consegue manter a pressão durante todo o ato urinário – consequentemente, no final, a mesma escorre pela uretra em forma de gotejamento. Outra queixa pode vir de pacientes nos quais sobra muita urina no interior da bexiga após o término da micção e esta começa a vazar, caracterizando o que se denomina de **incontinência parodoxal.**

Jato urinário interrompido/intermitente consiste em um jato urinário intermitente, ou seja, o indivíduo observa que o seu fluxo de urina interrompe e reinicia, e isto pode ter frequência variada, uma, duas ou até mais vezes, para completar o esvaziamento da bexiga.

Sensação de esvaziamento incompleto da bexiga é a impressão de que não se conseguiu urinar todo o volume de urina presente na bexiga. Ou seja, permanece com urina residual no interior da bexiga e que não consegue ser eliminada.

Entre os sintomas irritativos, os mais comuns (seguidamente relatados) são disúria, polaciúria e frequência urinária, urgência miccional e noctúria.

A disúria consiste em dor para urinar. Mais frequentemente, este sintoma está presente quando da ocorrência de infecção urinária associada.

Polaciúria e frequência urinária são sintomas relacionados com a necessidade de urinar em intervalos de tempos menores. O indivíduo observa que o período entre as micções é menor e também que os volumes de urina eliminados são progressivamente menores. **Dor suprapúbica**, como o próprio nome diz, é uma dor localizada entre o osso púbis e a cicatriz umbilical. Geralmente os pacientes com retenção urinária ou grandes volumes de urina residual ou infecção urinária apresentam esta queixa. **Urgência miccional** é a necessidade urgente para urinar. Isto pode ou não vir associado com incontinência urinária (perda de urina), quando então passa a receber o nome de urge-incontinência urinária. **Noctúria** é a necessidade de urinar à noite, ou seja, o indivíduo observa que não consegue passar a noite inteira sem a necessidade de levantar para urinar. A frequência disto é variável, ou seja, alguns levantam uma vez, outros duas ou até mais vezes. O desagradável deste sintoma é o fato de que isto pode interferir no sono do indivíduo (Tabela 1).

Sintomas da hiperplasia benigna da próstata

OBSTRUTIVOS	IRRITATIVOS
• Jato fraco	• Urgência
• Esforço miccional	• Disúria
• Jato interrompido	• Polaciúria
• Hesitação	• Dor suprapúbica
• Gotejamento miccional	• Noctúria
• Incontinência paradoxal	
• Esvaziamento vesical incompleto	

Tabela 1: * Adaptado de: *Cavalcanti AGLC, Errico G, Araujo JFC, Ribeiro JGA, Scaletsky R.*.Hiperplasia Benigna da Próstata. Projeto Diretrizes – Associação Medica Brasileira / Conselho Federal de Medicina, 2006. http://www.projetodiretrizes.org.br/5_volume/24-Hiperpla.pdf

Habitualmente, no que concerne às questões relacionadas à próstata, a consulta urológica é recomendada a partir da quarta década de vida e consiste, basicamente, de uma história médica para avaliação dos sintomas e a sua severidade, e de como os mesmos impactam a qualidade de vida do indivíduo.

Este último aspecto é muito relevante, pois como a hiperplasia da próstata é uma doença benigna o efeito que ela causa sobre a qualidade de vida dos indivíduos é extremamente importante.

Estes aspectos podem afetar a vida do homem no seu cotidiano, interferindo negativamente sobre as atividades rotineiras do dia a dia. A necessidade de ir com frequência ao banheiro para urinar às vezes interfere nas suas atividades profissionais. Além da história médica completa, a presença de outras doenças como, por exemplo, as cardiovasculares, Diabete Mellitus, doenças renais e uso de medicamentos deve ser reportado ao médico. O exame físico é parte importante da avaliação e, nesta, o toque retal permite avaliar o tamanho da próstata, irregularidades, nódulos endurecidos e assimetrias dos lobos prostáticos que poderão ser importantes e exigir investigações complementares (Figura 4).

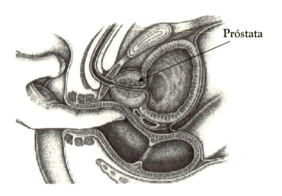

Figura 4: Exame físico para avaliação da próstata através do exame de toque retal

Outros exames também podem ser realizados, e estes são indicados de acordo com a necessidade de cada caso. Alguns questionários podem ser úteis nesta avaliação, especialmente aqueles que quantificam os sintomas do indivíduo e a severidade dos mesmos, o que pode ser interessante quando se objetiva interpretar resultados terapêuticos. O **diário miccional,** como o nome informa, tem a função de avaliar como o paciente se comporta durante o dia no que concerne aos líquidos ingeridos e eliminados pela micção. Neste diário, o paciente anota o horário em que bebe líquidos, quando precisa urinar e o volume eliminado por micção. Também, neste mesmo diário, são anotados os sintomas apresentados toda vez que o paciente necessita urinar, especialmente se tem urgência e incontinência urinária. A intensidade é caracterizada em cruzes, ou seja, se são queixas leves, marca-se uma cruz, se fortes, marca-se três cruzes (Figura 5).

DIÁRIO MICCIONAL

Nome do Paciente: _____

Data: _____ / _____ / _____

Responda:

Frequentemente tem desejo súbito e urgente para urinar? ☐ Sim ☐ Não

Em algumas ocasiões não chega a tempo ao banheiro? ☐ Sim ☐ Não

Frequentemente urina > 8x ao dia? ☐ Sim ☐ Não

Levanta > 2x à noite para urinar? ☐ Sim ☐ Não

Há quanto tempo refere estes problemas? _____

_____

Diário Miccional – Anote todos os eventos citados na tabela, ocorridos durante o dia e a noite

Horário	Quantidade e tipo de líquido ingerido	Volume urinado (ml)	Necessidade urgente para urinar: + pequena + + moderada + + + intensa	Perda involuntária de urina. Quantidade: + pequena (gotas) + + moderada (colher) + + + intensa (copo)	Atividade na ocasião (tosse, espirro, exercícios e outras)

Figura 5: Diário miccional

O questionário mais frequentemente utilizado para caracterizar os sintomas do indivíduo no que se refere ao ato miccional é o que se chama de IPSS (*International Prostatic Symptoms Score* ou, em português, Escore Internacional de Sintomas Prostáticos). Neste questionário de oito perguntas, sendo a última de qualidade de vida (não entra na soma dos escores) o indivíduo responde questões simples a respeito do seu hábito miccional e a intensidade da referida queixa. Ao final deste questionário, os escores dados a cada uma das sete perguntas são somados, produzindo uma nota final que permite classificar os sintomas do indivíduo em leves, moderados ou severos. O impacto dos sintomas urinários na qualidade de vida do paciente é avaliado através da questão número 8 do IPSS. Contudo, esta questão avalia melhor a maneira como os pacientes toleram os sintomas do que a qualidade de vida propriamente dita.

Questionário do IPSS

ESCORE INTERNACIONAL DE SINTOMAS PROSTÁTICOS (IPSS)		Nenhuma vez	Menos que 1 vez em cada 5	Menos que a metade das vezes	Cerca de metade das vezes	Mais que a metade das vezes	Quase sempre
1	No último mês, quantas vezes você teve a sensação de não esvaziar completamente a bexiga, após terminar de urinar?	0	1	2	3	4	5
2	No último mês, quantas vezes você teve de urinar novamente menos de 2 horas após ter urinado?	0	1	2	3	4	5

3	No último mês, quantas vezes você observou que, ao urinar, parou e recomeçou várias vezes?	0	1	2	3	4	5
4	No último mês, quantas vezes você observou que foi difícil conter a urina?	0	1	2	3	4	5
5	No último mês, quantas vezes você observou que o jato urinário estava fraco?	0	1	2	3	4	5
6	No último mês, quantas vezes você teve de fazer força para começar a urinar?	0	1	2	3	4	5
		Nenhuma	1 vez	2 vezes	3 vezes	4 vezes	5 vezes
7	No último mês, quantas vezes, em média. você teve de se levantar à noite para urinar?	0	1	2	3	4	5
8	Qualidade de Vida	1 (excelente)	2	3	4	5	6 (péssima)

Figura 6: IPSS – *International Prostatic Symptoms Score* ou, em português, Escore Internacional de Sintomas Prostáticos.

Escores:

- Sintomas leves (IPSS: 0-7 pontos)
- Sintomas moderados (IPSS: 8-19 pontos)
- Sintomas severos (IPSS: 20-35 pontos)

Alguns exames laboratoriais são importantes em homens a partir da quarta década de vida na área urológica. Entre estes, e que dizem respeito ao tópico que estamos discutindo, podemos elencar os seguintes: antígeno prostático específico (PSA), exame de urina, e a creatinina.

O **PSA** é uma substância que é produzida pela próstata e que em pacientes com câncer de próstata costuma estar alterado. Mas a presença de um PSA alterado não significa presença obrigatória de câncer de próstata. Algumas doenças como infecções na próstata (prostatites), infecção urinária e a própria hiperplasia benigna da próstata podem, às vezes, alterar o PSA. Portanto, esta observação deve ser avaliada pelo médico em conjunto com a história médica e exame físico, incluindo exame de toque retal.

Outro exame que deve ser interpretado é o **de urina e urocultura** para verificar se existe infecção urinária, sangramentos na urina (hematúria), uma vez que outras doenças podem ocorrer associadas à hiperplasia benigna da próstata – como, por exemplo, câncer de bexiga ou dos rins – e que podem apresentar como sintoma a presença de sangue na urina. A **creatinina** é um exame que avalia a função dos rins. Em casos mais avançados e severos, a obstrução que a próstata causa sobre a função miccional pode afetar os rins, razão pela qual este exame também é importante, especialmente em casos mais graves.

Outros exames também podem ser indicados, sendo a necessidade das realizações dos mesmos uma determinação do médico, de acordo com cada caso. Entre estes, a ecografia do trato urinário (ou outro exame de imagem), a urofluxometria ou urodinâmica, ou mesmo a cistoscopia (endoscopia da uretra e bexiga) são os mais importantes.

A **ecografia do trato urinário** ou outro exame de imagem é pertinente quando existe alguma indicação ou alteração que necessite ser avaliada, entre estas, podemos citar a história de infecção urinária, história de cálculos urinários, cirurgia anterior sobre alguma parte do trato urinário, história de câncer de bexiga, presença de hematúria (sangue no exame de urina) ou mesmo retenção urinária e quantidade de urina que sobra na bexiga depois que o paciente termina o ato urinário (resíduo pós-miccional).

A **urofluxometria** é um exame bastante simples, onde o paciente urina no interior de um recipiente que mede a velocidade do fluxo urinário. Para tanto, um volume mínimo de 150 ml de micção com fluxo normal máximo, geralmente acima de 12 ml/s, deve ser obtido para fins de normalidade do exame (Figura 7).

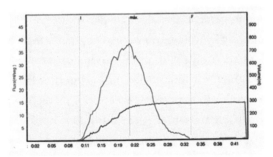

Figura 7: Gráfico de exame de urofluxometria.
Linha vermelha: fluxo urinário (Fluxo máximo 40 ml/s)
Linha azul: volume urinado (300 ml)

Um exame mais sofisticado e exato é a **urodinâmica**, entretanto, consiste em uma avaliação bem mais complexa e invasiva, uma vez que existe necessidade de manipulação do trato urinário com a introdução de sondas, especialmente na bexiga. Este exame não é indicado de rotina, mas sim quando existe alguma suspeita que a história médica e exames complementares mais simples não conseguiram responder ou fornecer ao médico as informações necessárias que permitam a ele fazer um diagnóstico com segurança. A presença de sintomas importante em homens jovens ou muito idosos, assim como a suspeita de que a bexiga esteja apresentando algum problema de contração (bexiga neurogênica) são algumas das indicações mais comuns. Em resumo, neste exame, que é realizado por médico especializado, introduz-se, através de uma sonda, soro fisiológico para o interior da bexiga e, avalia-se as pressões no interior da mesma e o que o paciente sente. Além disso, logo após, o paciente é convidado a urinar quando então se observa a pressão no interior da bexiga e o fluxo de urina produzido. Por fim, quantifica-se o volume de urina pós-miccional, ou seja, o que não conseguiu ser expelido através de uma micção normal (volumes inferiores a 50 ml são considerados normais).

A cistoscopia ou uretrocistoscopia é um exame de endoscopia da uretra e bexiga. Observa-se a existência de alguma alteração, estreitamento da uretral, aumento do volume da próstata ou mesmo alterações na bexiga – e, eventualmente, alguma outra doença associada (divertículos, tumores de bexiga, cálculos na bexiga) pode ser diagnosticada. É também um exame invasivo e não tem indicação universal, devendo ser orientado por avaliação médica.

1.2.1.4 Complicações

Como já mencionado anteriormente, a hiperplasia da próstata é uma doença benigna, mas isso não quer dizer que não possa causar problemas importantes e, às vezes, sérios ao paciente. Infecções urinárias que se repetem, às vezes, podem ser graves. A formação de cálculos na bexiga, alteração da função da mesma, sangramento urinário (hematúria), retenção urinária (indivíduo não consegue urinar) e a possibilidade de insuficiência renal (perda da função dos rins), também devem ser lembradas. Esta última, talvez seja uma das complicações mais sérias e é causada pelo fato de uma obstrução urinária causar um aumento na pressão no interior do sistema urinário, o que afeta a função de filtração de sangue dos rins. Às vezes, isso pode ser agudo (geralmente reversível) e, outras vezes, crônico, quando a perda de função renal que se estabeleceu já não pode mais ser recuperada completamente.

1.2.1.5 Tratamento clínico

O tratamento inicial, na maioria das vezes, é clínico – podendo ser, simplesmente, a observação ou o uso de medicamentos que atuem para o alívio dos sintomas. A seguir, abordaremos, de forma sintetizada, as principais condutas nos pacientes portadores de hiperplasia prostática sintomática.

a) *Conduta expectante (observação)*

Pacientes com sintomas leves e que não se sentem incomodados com os mesmos e, na ausência de complicações associadas, podem ser manejados sem intervenção medicamentosa. Orientações gerais e, eventualmente, modificações no estilo de vida são suficientes para alguns casos. O prejuízo à qualidade de vida (grau de insatisfação do paciente) e o volume de urina residual pós-miccional são aspectos que devem ser contemplados no acompanhamento dos pacientes quando os mesmos são simplesmente assistidos.

b) *O uso de medicamentos*

Entre os medicamentos mais utilizados estão os fitoterápicos, alfa-bloqueadores e os inibidores da enzima 5-alfa-redutase. Os fitoterápicos são relativamente populares na Europa e nos Estados Unidos. A maioria deles usa extratos de várias plantas, entre os quais, os mais destacados são à base de *Pygeum africanum* e a *Serenoa repens*. A atividade biológica apresenta alguma controvérsia, especialmente no que concerne ao mecanismo de ação e efeitos terapêuticos, embora os efeitos colaterais sejam incomuns.

Os alfa-bloqueadores foram introduzidos na prática clínica para o tratamento dos sintomas do trato urinário inferior relacionados à hiperplasia prostática, em 1978. Estudos demonstraram que os músculos do colo vesical e da próstata precisam estar relaxados no momento da micção. Portanto, relaxando estes músculos se facilita a abertura do colo vesical e da uretra prostática, permitindo que o fluxo urinário ocorra com mais eficiência. Vários alfa-bloqueadores estão disponíveis no mercado e entre estes podemos citar a tamsulosina, alfuzosina, doxazosina, prazosina e terazosina. Estes medicamentos atuam sobre os receptores alfa-adrenérgicos situados no colo vesical e na próstata, e que têm a função de mediar a contração ou relaxamento dos músculos destas regiões, razão pela qual interferem na micção quando estimulados ou bloqueados. A eficácia e os efeitos colaterais são semelhantes, embora existam algumas particularidades individuais de cada formulação farmacêutica. Um dos efeitos colaterais é a diminuição da pressão arterial, especialmente quando o indivíduo passa da posição deitada ou sentada para a de pé (ortostatismo), fenômeno conhecido como hipotensão postural que em alguns casos pode fazer com que o paciente fique com tonturas e até, em situações mais importantes, tenha síncopes (desmaios). Estes sintomas habitualmente acontecem no início dos tratamentos, até que haja uma adaptação aos mesmos. Este efeito é menos comum naqueles alfa-bloqueadores denominados como seletivos como, por exemplo, a tamsulosina. Tonturas, cefaleia, astenia e ejaculação retrógrada (ejaculação para o interior da bexiga) também podem, às vezes, ser observados pelo paciente. Com o uso destas medicações, os sintomas urinários podem melhorar dentro de 48 horas, embora em aproximadamente um terço dos homens os efeitos na micção irão melhorar apenas discretamente ou sem nenhum resultado efetivo.

A outra classe de medicamentos empregados no tratamento dos sintomas decorrentes da hiperplasia benigna da próstata é a dos inibidores da 5-alfa-redutase. Esta enzima que promove a transformação da testosterona (hormônio sexual masculino) em uma forma bem mais ativa do mesmo é denominada de di-hidrotestosterona. Estes hormônios estão vinculados com o crescimento da próstata, portanto, o emprego de medicamentos que inibam a conversão e ação destes hormônios pode diminuir o volume da próstata e, assim, diminuir a compressão sobre a uretra prostática, facilitando o fluxo urinário. Geralmente, estes medicamentos diminuem o volume da próstata em 20% a 30% a médio e longo prazo. Os dois medicamentos representantes desta classe são a finasterida e a dutasterida. A diferença entre os dois é o fato de a primeira reduzir a di-hidrotestosterona na próstata em 70%, enquanto com a segunda medicação isso ocorre em 90% da concentração daquele hormônio (di-hidrotestosterona). Geralmente, estes medicamentos levam alguns meses para produzir seus efeitos e os resultados são mais benéficos quando o volume da próstata é maior. Como a maioria dos medicamentos, alguns efeitos colaterais podem estar relacionados ao emprego destas substâncias, entre os quais, a diminuição da libido (6,4%), e o volume da ejaculação (3,7%) podem ser observados. A impotência (8,1%) é uma queixa infrequente e, em menos de 1%, *rash* cutâneo, ginecomastia (aumento do volume das mamas) e mastalgia (dor nas mamas) podem ocorrer. Outro efeito que deve ser considerado com o uso da finasterida e dutasterida é a redução dos níveis do PSA, o que pode, eventualmente, interferir na detecção precoce do câncer de próstata. Uma regra interessante é a observação de que após um ano de uso da finasterida/dutasterida ocorre redução nos valores do PSA em 50%. Portanto, quando o paciente utiliza esta classe de medicamentos, o valor do PSA deve ser corrigido multiplicando o valor medido por dois. Além disso, estabelece-se um novo valor de referência do PSA basal (denominado também, de nadir) a partir do qual as variações do mesmo são valorizadas no sentido de diagnosticar precocemente casos de câncer de próstata. É interessante que alguns estudos também demonstram que, com o uso continuado destes medicamentos, a redução do volume da glândula prostática permitiria um maior rendimento em casos onde a necessidade de biópsia de próstata se faz necessária. O advento da ressonância nuclear magnética e multiparamétrica da próstata avançou extraordinariamente no campo da detecção precoce de tumores de próstata, eventualmente não perceptíveis pelas técnicas anteriores, permitindo a visualização de tumores menores e possibilidade de biópsias dirigidas.

Tratamentos combinados consistem no emprego de mais de uma substância no tratamento dos sintomas decorrentes da hipertrofia da próstata. O tratamento combinado mais amplamente utilizado é o de um alfa-bloqueador e um inibidor da 5-alfa-redutase, maximizando os efeitos terapêuticos. É uma tática empregada de forma bastante ampla pelos clínicos. O objetivo é agregar os efeitos: relaxando o colo vesical e ao mesmo tempo reduzindo o volume da glândula. Diversos estudos disponíveis na literatura demonstram que o uso combinado dos medicamentos citados acima é a melhor forma de reduzir a chance de retenção urinária e necessidade de cirurgia para sintomas obstrutivos decorrentes da hiperplasia benigna da próstata. O uso de inibidores da fosfodiesterase tipo 5, como a tadalafila, diariamente também pode impactar beneficamente os sintomas, assim como, medicamentos com ação anticolinérgica que relaxam a bexiga, têm efeitos relevantes quando os sintomas irritativos (frequência e urgência miccional) são marcantes. O emprego destas diferentes classes de medicamentos deve ser individualizado, respeitando a indicação médica, norteada pelos sintomas e objetivos do tratamento.

c) *Tratamentos cirúrgicos*

A ressecção transuretral da próstata (RTU-P), a incisão transuretral da próstata e a prostatectomia aberta são as opções cirúrgicas convencionais para o tratamento da hiperplasia benigna da próstata. As indicações mais frequentes de cirurgia da próstata são para aqueles pacientes que não apresentam uma resposta apropriada aos medicamentos e à existência de complicações relacionadas ao crescimento da próstata como, por exemplo, retenção urinária refratária ou recorrente (mesmo com o uso de medicamentos), hematúria (sangramento na urina) prejuízo da função renal, e a formação de cálculos na bexiga. A cirurgia da próstata na maioria das vezes não altera a função erétil, mas pode causar ejaculação retrógrada, aspecto que deve ser contemplado e informado ao paciente antes da intervenção cirúrgica. Outros tratamentos empregados são a prostatectomia a laser, ultrassom transretal focado de alta-intensidade (HIFU) e ablação transuretral por agulha (TUNA). A **cirurgia robótica** para a hiperplasia da próstata é estratégia contemporânea com vantagens significativas, especialmente pelo fato de ser uma técnica denominada de minimamente invasiva. De forma semelhante à **HoLEP** (*Holmium Laser Enucleation of the Prostate* – em português, enucleação da próstata com laser) é uma técnica via transuretral para remover a próstata com auxílio do laser. A técnica cirúrgica sempre deve ser amplamente discutida com o médico assistente, considerando vários aspectos sintetizados nos riscos e benefícios de cada uma.

1.2.2 Doenças inflamatórias da próstata (Prostatites)

1.2.2.1 O que são?

As doenças inflamatórias da próstata, também denominadas de prostatites, caracterizam-se por processos inflamatórios que acometem a glândula, podendo ser de origem infecciosa ou não.

Classificação e características

As prostatites são classificadas em quatro tipos:

Tipo I – Prostatite bacteriana aguda
Tipo II – Prostatite bacteriana crônica
Tipo III – Prostatite abacteriana crônica ou síndrome de dor pélvica crônica
Tipo IV – Prostatite inflamatória assintomática

Tabela 2: Classificação das prostatites

Tipo I – Prostatite bacteriana aguda

Geralmente, é a forma de prostatite com os sintomas mais exuberantes, tais como febre, calafrios, prostração, além de sintomas do trato urinário inferior, como disúria, polaciúria e, eventualmente, retenção urinária. Dor ou desconforto suprapúbico no períneo está comumente presente. Configura emergência médica e a septicemia (infecção generalizada) pode ser uma consequência grave nesta forma de prostatite. A manipulação do trato urinário inferior – e mais especificamente da próstata – com massagem prostática e sondagem vesical devem ser evitadas, pelo risco de aumentar a chance de septicemia. Os microorganismos mais frequentemente envolvidos são bactérias que se originam da flora intestinal, como a *Escherichia coli*, entre outros.

Tipo II – Prostatite bacteriana crônica

Esta forma e diferente da anterior, uma vez que os sintomas de infecção aguda – como a febre, calafrios e prostração – não estarão presentes, prevalecendo os sintomas de irritação ou desconforto miccional, como frequência urinária, polaciúria, sensação de micção incompleta, desconforto suprapúbico e ejaculatório. Várias cepas bacterianas podem estar relacionadas, como aquelas da flora intestinal, ou mesmo outros patógenos, como a *Chlamidia trachomatis*.

Tipo III – Prostatite abacteriana crônica ou síndrome de dor pélvica crônica

Esta forma de prostatite – mais conhecida como dor pélvica crônica – caracteriza-se especialmente pela presença de desconforto pélvico, cuja duração não deve ser inferior a três meses. Esta condição é sub-classificada em dois tipos, distinguidos pela presença (Tipo IIIA) de leucócitos no sêmen, secreção prostática e na urina, após massagem prostática, ou não (Tipo IIIB).

Tipo IV – Prostatite inflamatória assintomática

Esta forma de prostatite consiste de um diagnóstico histopatológico (biopsias de próstata) ou mesmo frequentemente observada em homens com alterações do antígeno prostático específico (PSA).

1.2.2.2 O que causam e sintomas

Do ponto de vista clínico, o espectro de sintomas pode ser variável. Ou seja, as manifestações clínicas podem ser sintomáticas ou de severidade significativa, do ponto de vista miccional, ou apenas causarem desconforto pélvico (dor pélvica crônica). É necessário o diagnóstico diferencial de outras afecções que envolvem o trato urinário inferior como, por exemplo, a infecção urinária, uretrites (inflamações da uretra) ou mesmo a hiperplasia prostática benigna sintomática.

1.2.2.3 Diagnóstico

Como descrito anteriormente, as prostatites apresentam um espectro de sintomas bastante amplo: quadros exuberantes do ponto de vista de manifestações clínicas e, por outro lado, de curso sintomático muito discreto ou mesmo assintomáticos.

A manipulação do trato urinário inferior como, por exemplo, toque retal com massagem prostática deve ser evitada nas prostatites do Tipo I. Na prostatite aguda, uma glândula aumentada de tamanho, dolorosa ao toque, flogística, geralmente é percebida na avaliação. Nas outras formas, o toque retal pode ser inespecífico ou pode evidenciar irregularidades na superfície/consistência da glândula prostática, quando o diagnóstico diferencial com neoplasia da próstata deve ser contemplado no contexto da avaliação clínica.

Entre os exames complementares frequentemente solicitados, a série branca do hemograma pode apresentar leucocitose e formas jovens (desvio à esquerda) especialmente em se tratando de prostatite aguda (Tipo I). O exame qualitativo de urina pode demonstrar presença de bacteriúria na prostatite aguda (Tipo I) e, também, na Tipo II, quando nesta última a urina for colhida após massagem prostática. A análise da secreção prostática pode apresentar leucócitos, sendo considerado sugestivo de prostatite quando mais de dez leucócitos/campo forem observados nas Tipo II e IIIA. O teste de Stamey (que envolve colheita de urina antes [amostra 1] e após massagem prostática) pode identificar o agente infeccioso quando a urocultura for realizada a partir de amostra de urina colhida pós-massagem prostática. A secreção prostática – obtida por massagem prostática (amostra 2) – e a amostra de urina pós-massagem (amostra 3) são etapas do teste de Stamey. A elevação do PSA pode acompanhar as prostatites, mas é importante ressaltar que nestas condições o diagnóstico diferencial com câncer de próstata deve ser considerado, especialmente quando em homens acima dos 40 anos de idade. A prescrição de antibióticos nestas situações deve obrigatoriamente vir acompanhada de um controle pós-tratamento dos níveis do PSA, para se avaliar ou não a necessidade de biópsia de próstata (quando os níveis não regredirem para a faixa normal).

Exames radiológicos podem, eventualmente, ser realizados – embora sejam mais frequentemente empregados naqueles casos com evolução insatisfatória com os tratamentos e na suspeita de complicações. Entre estes exames, a tomografia computadorizada e ecografias abdominal ou transretal são os empregados com maior frequência. A presença de complicações, entre as quais salienta-se o diagnóstico de abscessos prostáticos, requer a drenagem dos mesmos.

Diagnósticos diferenciais

Entre os diagnósticos diferencias das prostatites, uma série de condições clínicas como as infecções do trato urinário, orquiepididimites (infecções do epidídimo e testículos), abscesso perineal, hiperplasia benigna da próstata, câncer de próstata e também do urotélio (câncer de bexiga) devem ser considerados.

1.2.2.4 Tratamento

Os tratamentos das diferentes prostatites estão sumarizados na Tabela 3.

Tipo de Prostatite	Tratamento
I – Prostatite bacteriana aguda	- Antibiótico por quatro semanas (inicialmente pode ser endovenoso): ampicilina mais gentamicina, cefalosporina de 3ª geração ou quinolonas - Antiinflamatórios - Analgesia - Se retenção urinária: sonda suprapúbica - Se abscesso: drenagem percutânea, transuretral ou transretal
II – Prostatite bacteriana crônica	- Antibiótico via oral por 1 a 3 meses: quinolonas ou sulfametoxazol-trimetoprim

III A – Prostatite abacteriana com leucócitos em secreções do trato gênito-urinário	- Antibiótico via oral por 4 a 6 semanas: quinolonas ou sulfametoxazol--trimetoprim - Alfa-bloqueadores - Antiinflamatórios
III B - Prostatite abacteriana sem leucócitos em secreções do trato gênito-urinário	- Alfa-bloqueadores - Antiinflamatórios - Antidepressivos tricíclicos
IV – Prostatite inflamatória assintomática	Não requer tratamento específico

Tabela 3: Tratamentos das prostatites de acordo com sua classificação. (Adaptado Referência 74).

1.2.2.5 Complicações

Uma série de complicações decorrentes das prostatites pode, eventualmente, ocorrer dependendo especialmente do tipo de infecção ou inflamação. Por exemplo, as infecções agudas, retenção urinária, formação de abscessos na próstata, e também infecções generalizadas são possibilidades que devem ser consideradas. A migração da infecção para os epidídimos e testículos formando epididimites e orquites são possíveis. Estas últimas condições a médio e longo prazo podem ser relevantes no caso de paciente que deseje prole, haja visto que obstruções nos finos túbulos seminíferos e canais deferentes podem prejudicar a passagem de espermatozoides. Dor pélvica crônica e dor na ejaculação também são complicações possíveis das prostatites, assim como a hemospermia (sangue no esperma). Calcificações prostáticas, vistas com certa frequência em exames de ecografia, podem ser resultantes de infecções prostáticas no passado. Abscesso prostático é uma condição mais grave geralmente decorrente de infecção não tratada em paciente com alguma predisposição e que requer drenagem (cirúrgica, percutânea ou endoscópica transuretral) na maioria dos casos. Não raramente, as prostatites também podem alterar os níveis séricos do PSA, o que pode, eventualmente, determinar interferência no diagnóstico do câncer de próstata.

1.2.3 Câncer de Próstata

1.2.3.1 O que é?

Câncer de próstata é o tumor maligno que acomete a glândula prostática. É considerado hoje, baseado nas estatísticas mundiais, o tumor maligno mais comum no homem, sendo superado apenas pelos tumores de pele não melanomas. Para entender a magnitude desta frequência, mundialmente 147.8/100 mil homens terão o diagnóstico de câncer de próstata. Na União Europeia, no ano de 2020 o número de novos casos foi de 336 mil. Como nos Estados Unidos existe uma preocupação significativa com a notificação das doenças de uma maneira geral e, especialmente, para aquelas de maior incidência e prevalência – entre as quais, cita-se o câncer de próstata – é bastante detalhado. Estima-se que naquele país, no ano de 2022, aproximadamente, 268.490 novos casos serão diagnosticados e 34.500 homens irão falecer em virtude da doença. O risco de um americano apresentar câncer de próstata ao longo da vida é de 16%, e de morrer pela doença é de 3.5%. No Brasil, no ano de 2022 é esperado o diagnóstico de 68 mil novos casos e 13 mil óbitos pela doença. O Rio Grande do Sul é o estado da federação com a maior incidência, sendo estimada a ocorrência de 82 casos para cada 100 mil homens. Em Porto Alegre, 108 novos casos para cada 100 mil homens são diagnosticados por ano, representando a neoplasia maligna mais incidente.

1.2.3.2 Por que acontece?

Na realidade, e diante dos conhecimentos atuais disponíveis a respeito de câncer de próstata, a causa desta doença é ainda desconhecida. Entretanto, alguns aspectos relevantes têm sido descritos e que podem nos orientar a respeito de fatores de risco e suas possíveis relações.

Do ponto de vista geral e oncológico, a etapa inicial que leva ao câncer de próstata, assim como, na maioria absoluta das neoplasias, são as alterações que se processam no DNA celular. O DNA é a simplificação de um termo que se denomina de ácido desoxirribonucleico que, em última análise, é responsável pela constituição dos elementos do código genético presente nos cromossomas de cada ser humano. Os genes responsáveis por absolutamente todas as características de cada indivíduo estão codificados por sequências específicas e que são individuais. Neste sentido, alterações ao nível do código genético, presentes nos núcleos das células, são a etapa inicial que leva à alteração no funcionamento de determinada unidade celular, assim como, nos mecanismos que controlam a divisão das mesmas. Permanentemente, substâncias presentes e oriundas do metabolismo celular são produzidas e controladas por mecanismos específicos. Entre as substâncias produzidas continuamente, estão os radicais livres que têm a propriedade de causar alterações oxidativas ao nível do DNA celular. A célula, por sua vez, produz substâncias que controlam estes radicais livres, e, entre estes, a Glutationa-S-transferase-pi, que tem a função de remover estes radicais, são moléculas importantes de proteção celular. Entretanto, em situações de produção excessiva de radicais livres ou mesmo de deficiência da Glutationa, por exemplo, nós poderemos ter então um excesso de elementos com propriedades lesivas ao DNA. Estas ações, quando não controladas pelos mecanismos de defesa da divisão celular normal, podem corresponder à etapa inicial que leva à carcinogênese. Uma vez identificados estes potenciais elementos, estabelece-se, assim então, os **fatores etiológicos** relacionados a uma determinada neoplasia e, no presente caso, o câncer de próstata. Na atualidade, estes fatores etiológicos não são conhecidos quando o tema é câncer de próstata, entretanto, existem fatores identificados que têm mostrado uma vinculação interessante com a doença e que correspondem, na realidade, aos **fatores de risco para o desenvolvi-**

mento de câncer de próstata ou **fatores de risco associados** a uma maior ocorrência desta neoplasia. Alguns destes fatores serão abordados a seguir:

Idade – A incidência do câncer de próstata aumenta à medida que o indivíduo envelhece. Em termos numéricos, estima-se que um homem com mais de 70 anos de idade tem 130 vezes mais chance de ter um diagnóstico de câncer de próstata quando comparado com um homem na faixa dos 40 anos. Este aspecto é de importância significativa e, talvez, uma das razões que tornaram esta doença tão importante, ao lado dos avanços nas técnicas diagnósticas. O aumento da expectativa de vida da população, observado nos últimos anos, é um fenômeno fantástico da humanidade. Traz no seu contexto a consequência da ocorrência e diagnóstico mais frequente de doenças intimamente vinculadas ao envelhecimento. Hoje, americanos e japoneses têm uma expectativa de vida próxima dos 80 anos. Portanto, uma doença que afeta homens mais idosos acaba por representar uma taxa cada vez mais significativa de doenças que acometem o homem. A idade média na qual o câncer de próstata é mais comumente diagnosticado se situa em torno dos 72 a 74 anos, mas isso não significa que esta doença seja exclusiva de homens idosos. Homens jovens não raramente são, também, acometidos pela doença.

Raça – É interessante observar que os afro-americanos constituem o grupo racial com a maior incidência e, também, com as formas mais agressivas de câncer de próstata. Por outro lado, entre os asiáticos se observa as menores taxas o que sugere uma influência racial. É fato interessante a notificação de que quando os asiáticos passam a residir em países com taxas elevadas de câncer de próstata como, por exemplo, os Estados Unidos, após algumas gerações as taxas de câncer de próstata nestes grupos raciais se aproximam das taxas de diagnósticos observadas entre os nativos.

Dieta e estilo de vida – Obesidade, dietas hipercalóricas e hiperproteicas, sedentarismo têm sido associados com diversos tumores e, entre estes, o câncer de próstata. Estes aspectos são frequentemente citados quando se observa a incidência baixa desta neoplasia em países orientais em comparação com a dos países ocidentais. Dietas hiperproteicas e hipercalóricas, mais comuns entre os ocidentais, apresentam uma capacidade maior de gerar radicais livres, por outro lado, substâncias antioxidantes são encontradas em vegetais e frutas, alimentos muito presentes na cultura asiática.

História familiar – Evidências em estudos de diversas natureza, onde aqueles denominados de epidemiológicos – ou seja, que geralmente envolvem populações de determinadas áreas – apontam que o câncer de próstata apresenta possíveis componentes genéticos e familiares. Desta maneira, o câncer de próstata é classificado em três grupos, levando-se em consideração os aspectos acima mencionados: câncer de próstata esporádico, familiar e hereditário. Aproximadamente 85% dos cânceres esporádicos – que representam a maioria dos tumores de próstata – ocorrem em indivíduos com história familiar negativa ou desconhecida. Por outro lado, o câncer de próstata familiar é aquele que ocorre em um homem que já tenha tido um ou mais familiares previamente acometidos pela doença. Finalmente, o câncer de próstata hereditário é identificado em aproximadamente 9% dos indivíduos com este diagnóstico, onde três ou mais familiares já tiveram a doença ou a mesma esteve presente em três gerações sucessivas ou, no mínimo, dois familiares apresentaram a doença antes dos 55 anos de idade. Ou seja, se um parente de primeiro grau tem a doença, o risco é, no mínimo, duas vezes maior. Se dois ou mais familiares de primeiro grau são afetados, o risco aumenta cinco a 11 vezes (Tabela 4).

História Familiar	Risco relativo	Risco absoluto (%)
Nenhuma	1	8
Pai ou irmão	2	15
Pai ou irmão afetado < 60 anos	3	20
Câncer de próstata hereditário	5	35 a 45

Tabela 4: História familiar e risco de câncer de próstata (Adaptado de: AUA 2006. *Course 79 IC: Prostate Cancer - Prevention and Genetics. Tuesday, May 23, 2006.* Eric A. Klein, M.D.) (Adaptado de referência 74).

1.2.3.3 Sinais e sintomas

A natureza silenciosa do câncer de próstata pode ser exemplificada pelos achados de que a prevalência histológica da neoplasia excede a doença clinicamente manifesta em aproximadamente oito vezes.

Os sintomas de disfunção miccional (polaciúria, disúria, redução da força e calibre do jato urinário, noctúria, hesitação, sensação de micção incompleta) são, historicamente, mencionados como os mais comumente relacionados ao câncer de próstata, porém não estão especificamente relacionados ao crescimento benigno ou maligno da glândula.

O câncer de próstata pode ser completamente assintomático e, não raras vezes, é diagnosticado nesta situação. A única apresentação deste tumor pode ser feita apenas por alterações no PSA ou então alterações no exame de toque retal e um homem em avaliação rotineira com o clínico.

Em estágios avançados, sinais e sintomas relacionados à invasão local do tumor podem estar presentes. Nesta situação, retenção urinária baixa (obstrução uretral), hematúria (sangramento urinário por invasão da bexiga) ou mesmo obstrução ureteral com consequente hidronefrose (dilatação dos ureteres e rins) e uremia (sintoma de insuficiência renal, mal estar, náuseas, vômitos e inapetência) ou, menos frequentemente, sangramento retal decorrente de invasão do reto podem ser observados.

Embora a hemospermia (ejaculação sanguinolenta) não seja uma manifestação característica do câncer de próstata, a sua ocorrência em indivíduos acima de 50 anos deve levar o clínico a pensar nesta possibilidade.

Nos casos de doença avançada à distância (metastática), a dor óssea e as fraturas patológicas são manifestações frequentes, entretanto, um terço dos pacientes com metástases ósseas podem estar assintomáticos no momento do diagnóstico.

O comprometimento dos linfonodos (ínguas na região da pelve) pode ser assintomático nos estágios precoces da doença avançada regional, mas podem apresentar quadros clínicos exuberantes com edema da genitália externa e dos membros inferiores, nos casos mais avançados.

Sintomas neurológicos são observados em 20% dos pacientes com câncer de próstata. Dores em diferentes sítios, fraqueza, distúrbios esfincterianos urinários e retais são clinicamente os achados mais característicos. A compressão medular aguda (metástases nos ossos da coluna vertebral) pode exigir tratamento emergencial para alívio da mesma, pela possibilidade de danos irreversíveis sobre as estruturas nervosas.

Quanto à história natural, verifica-se que as metástases do câncer de próstata são preferencialmente ósseas e para os linfonodos, e mais tardiamente para outros órgãos como fígado, pulmões e cérebro. O tempo de duplicação tumoral varia de dois a cinco anos (tempo que o tumor dobra de volume, dependendo das características do mesmo). Após dez anos do diagnóstico, metástases à distância ocorrem em 19% dos tumores bem diferenciados, em 42% dos moderadamente diferenciados e, em 74% dos pobremente diferenciados (diferenciação tumoral: característica patológica que nos informa sobre a agressividade do tumor – neoplasia bem diferenciada é menos agressiva e, por outro lado, as indiferenciadas são mais agressivas). Nas neoplasias pobremente diferenciadas a mortalidade é de 66% em dez anos, geralmente decorrente de complicações locais ou à distância em função do comprometimento metastático.

1.2.3.4 Rastreamento do câncer de próstata

O rastreamento do câncer de próstata, embora recentemente tenha recebido algumas críticas em função, basicamente, de não demonstrar com clareza se ocorria uma redução na mortalidade vinculada ao tumor (mortalidade câncer específica), propriamente dito, quando comparado com populações onde estes programas de rastreamento não eram empregados. Outro aspecto, neste contexto, é o fato de que eventualmente nas populações onde se realiza rastreamento e busca ativa do câncer de próstata, muitos diagnósticos de tumores iniciais e de características não agressivas (*overdiagnosis* ou diagnósticos não necessários), talvez pouco se beneficiariam em termos de sobrevida específica por câncer e, ainda, teriam como consequências efeitos negativos decorrentes dos tratamentos empregados (*overtreatment* ou tratamento excessivo), impactando negativamente a qualidade de vida. Estes aspectos residem no fato do tumor de próstata ter uma história natural relativamente longa (tumores de próstata crescem lentamente) e, portanto, muitas vezes não chegariam a causar problemas ao longo da vida nos indivíduos portadores, especialmente quando tumores denominados de baixo grau são diagnosticados. Por outro lado, na ausência de programas de rastreamento estruturados, somente 55% dos tumores estão clinicamente localizados no momento do diagnóstico. Até que respostas definitivas para este dilema não sejam clarificadas por estudos bem conduzidos, as orientações que os profissionais devem seguir são aquelas fornecidas pelas principais sociedades, entre as quais a Sociedade Brasileira de Urologia (SBU), Associação Americana (AUA- *American Urological Association*) e Européia (EAU- *Europen Association of Urology*) que, de maneira sumarizada, recomendam – em relação à necessidade do exame da próstata – para:

A) Homens com mais de 50 anos e com expectativa de vida acima de 10 anos;
B) Homens com mais de 40 anos, se:
   1. História familiar de câncer de próstata na família (dois ou mais parentes de primeiro grau)
   2. Raça negra (advindo de estudos da população afro-americana)

A biópsia prostática guiada por ultrassonografia tornou-se o método padrão para obtenção de material (tecido da próstata) para o exame anatomopatológico. Normalmente a obtenção de 12 fragmentos (biópsia sextante) é a recomendada com baixas taxas de complicações quando são efetuadas apropriadamente. Mais recentemente, a biópsia transperineal tem recebido atenção pelo fato de apresentar menor risco de infecção do que a colheita de fragmentos por via transretal.

Segundo a Sociedade Brasileira de Urologia (SBU), recomenda-se a realização de biópsia da próstata nas seguintes situações:

Toque retal prostático alterado

- PSA > 4 ng/ml
- PSA > 2,5 ng/mL em pacientes jovens (até 55 anos)

- Densidade do PSA > 0,15 ng/mL
- Velocidade do PSA > 0,75 ng/mL/ano

A **densidade do PSA** é obtida quando se divide o valor do PSA pelo volume da próstata obtido através de ecografia transretal. A velocidade de variação do PSA mede a intensidade com que o PSA varia ao longo do tempo. Estes dados, de alguma forma, exemplificam a relevância desta doença e representam um problema que precisa receber a atenção devida das autoridades responsáveis pela saúde pública.

Importância do toque retal: É de se observar que em aproximadamente 10% dos casos de câncer de próstata o mesmo não apresenta alterações nos valores do PSA, e apenas o toque retal encontra alterações na glândula. As alterações mais frequentemente observadas e que justificam uma investigação mais detalhada são presenças de variações nodulares, assimetrias de lobos e mudanças na consistência da próstata. Estas são as razões principais que tornam o exame de toque retal importante e indispensável complemento na avaliação clínica e laboratorial dos problemas de saúde da próstata.

1.2.3.5 A importância do Antígeno Prostático Específico (PSA)

O PSA é uma proteína secretada pelo epitélio ductal da próstata. O PSA é prostato-específico, o que significa que ele é oriundo apenas do tecido prostático. A função fisiológica do PSA consiste em digerir o coágulo seminal, liquefazendo o ejaculado e, assim, liberando os espermatozoides do mesmo. Entretanto, quando purificado a partir do tecido prostático pela primeira vez em 1979, por um autor denominado Wang, e medido pela primeira vez no sangue por Papsidero e Stamey em 1980, passou a ser utilizado como marcador para o câncer de próstata. A partir de então, este exame constituiu uma verdadeira revolução no diagnóstico e tratamento deste tumor. Antes da introdução do PSA na prática clínica, a maioria das neoplasias malignas da próstata era diagnosticada incidentalmente ou em estágios avançados. Com o uso amplo do PSA, a possibilidade de diagnosticar tumores em estágios iniciais foi possível, o que teve várias implicações terapêuticas. A sua utilidade no estagiamento dos tumores também passou a ser importante, uma vez que os seus níveis séricos guardam uma estreita relação com o volume da doença. É também empregado para controle da doença após o tratamento. Aspecto que deve ser salientado é o fato de que várias outras condições, além do câncer de próstata, podem elevar os níveis séricos do PSA, entre as quais, vale citar as infecções urinárias e da próstata (prostatites), qualquer forma de traumatismo sobre a glândula e mesmo a hiperplasia benigna. Entretanto, é importante sublinhar que a interpretação dos valores do PSA sempre deve ser acompanhada de avaliação criteriosa pelo médico assistente que, baseada na história clínica e exame físico do paciente, permitirá orientar a conduta diante de alterações nos valores desta glicoproteína. Inicialmente, os valores normais do PSA no sangue foram considerados como sendo de até 4ng/mL. Entretanto, devido a uma série de variáveis, hoje se adota como referência valores normais como sendo de até 2.5ng/ml em homens com menos de 55 anos de idade e menos de 4ng/ml para aqueles entre 60 e 70 anos de idade. Devido a uma série de imperfeições no que se refere ao valor preditivo do PSA para o diagnóstico de câncer de próstata, foram introduzidas algumas técnicas para refinar a sua utilidade e valor. A primeira delas é medir a **velocidade de variação do PSA**, cujo significado consiste em estabelecer o quanto o PSA pode variar em um período de 12 meses. Esta variação tem sido considerada como aceitável em valores de até 0.35ng/ml/ano, desde que realizados com as mesmas técnicas e equipamentos. Outras, sugerem valores de até 0.75ng/ml/ano. A **relação livre e total do PSA** (RLT) consiste em medir duas formas do PSA, ou seja, a fração livre (assim denominada pelo fato de circular livremente na circulação sanguínea e não ligada a nenhuma proteína) e a fração total (que corresponde a forma livre não ligada a proteínas, somada à ligada a proteínas). Dividindo-se a fração do PSA livre pelo valor total do mesmo, é obtida uma taxa que deve ser vista com mais atenção, no sentido de indicar que a alteração no PSA se deve a uma probabilidade maior de malignidade, quando a mesma for menor do que 0.25 (ou 25%). Embora estas técnicas sejam eventualmente úteis, elas não são diagnósticas, mas podem auxiliar na tomada de decisão de conduzir determinado caso e na indicação de biópsia de próstata. Ainda de importância, é o fato de que a **velocidade de variação do PSA** pode ter significado prognóstico, ou seja, elevações do PSA acima de 2ng/ml no ano anterior ao diagnóstico, frequentemente estão associadas com tumores com um potencial agressivo mais elevado. Abaixo, temos uma tabela baseada na literatura, que estima o risco de diagnóstico de câncer de próstata de acordo com os valores do PSA (Tabela 5).

PSA (ng/ml)	VPP para câncer
0 a 1	2,8 a 5%
1 a 2,5	10,5 a 14%
2,5 a 4	22 a 30%
4 a 10	41%
>10	69%

VPP: valor preditivo positivo

Tabela 5. Valor do Antígeno Prostático Específico (PSA) e risco de câncer de próstata, em pacientes com toque prostático suspeito. (Adaptado de: Catalona WJ, Richie JP, Ahmann FR, Hudson MA, Scardino PT, Flanigan RC, deKernion JB, Ratliff TJ, Kavoussi Lr, Dalkin BL, Waters WB, MacFalane MT, Southwick PC. *Comparison of digital rectal examination and serum prostate specific antigen (PSA) in the early detection of prostate cancer: results of a multicentre clinical trial of 6,630 men. J Urol 1994; 151:1283-1290) (Referência 74).*

1.2.3.6 Biópsia de próstata

A biópsia de próstata é exame de fundamental importância para o diagnóstico de malignidade ou não, na referida glândula (padrão ouro). A indicação para a sua realização é baseada na avaliação clínica e laboratorial. Mais especificamente, a biópsia de próstata é indicada quando existem alterações no exame do PSA e/ou no exame digital da mesma e que levam a suspeita de malignidade. Atualmente, a maioria absoluta das referidas biópsias são realizadas através de um exame denominado de ecografia transretal (Figura 8) ou, eventualmente, por via perineal. Neste exame, com auxílio de um equipamento acoplado ao transdutor do equipamento de ecografia, que é introduzido pelo ânus até o reto, obtêm-se amostras do tecido prostático. A próstata se localiza imediatamente anterior à parede do reto, o que permite localizá-la sem grandes dificuldades para a obtenção dos referidos fragmentos (normalmente, 12 amostras – 6 de cada lobo prostático, ao que se denomina de biópsia sextante) de tecido da glândula que são, então, encaminhados ao médico patologista para o diagnóstico definitivo. Geralmente, o procedimento é bem tolerado com anestesia local, mas, eventualmente, anestesia geral pode ser necessária ou desejada pelo paciente. Preparo adequado com o uso de antibióticos profiláticos, limpeza intestinal, além de outras orientações, como a interrupção do uso de medicamentos que interferem na coagulação sanguínea (anticoagulantes orais, ácido acetilsalicílico) são recomendados. Infecção, sangramento urinário (hematúria), sangramento no ejaculado (hemospermia) são algumas complicações transitórias que podem ocorrer com a biópsia e devem ser orientadas ao paciente. Mais recentemente, a ressonância nuclear multiparamétrica (RNMp) acrescentou, de maneira substancial, uma avaliação mais específica das alterações prostáticas. A RNMp classifica as características da próstata segundo as imagens obtidas naquilo que comumente é traduzido em PI-RADS (*Prostate Imaging–Reporting and Data System* – **Sistema de avaliação de imagens da próstata). Esta variação é quantificada em cinco grupos principais:**

- **PI-RADS 1**: muito improvável a presença de neoplasia de próstata clinicamente relevante;
- **PI-RADS 2**: improvável a presença de neoplasia de próstata clinicamente relevante;
- **PI-RADS 3**: risco intermediário de neoplasia de próstata clinicamente relevante;
- **PI-RADS 4**: risco elevado de neoplasia de próstata clinicamente relevante;
- **PI-RADS 5**: risco muito elevado de neoplasia de próstata clinicamente relevante.

A introdução da RNMp na prática clínica impactou de forma significativa a indicação da necessidade ou não de biópsia, evitando indicações excessivas ou, mesmo, salientado a necessidade da realização do procedimento. Paralelamente, agregou informações relacionadas ao estagiamento local da neoplasia.

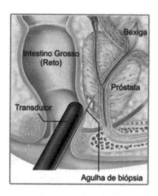

Figura 8: Representação gráfica de ecografia transretal e realização da biópsia de próstata

1.2.3.7 Estagiamento

O estagiamento significa definir em que situação o tumor se encontra em termos de tamanho, invasão de estruturas/órgãos adjacentes e a presença ou não de metástases oriundas do mesmo em outros locais como, por exemplo, gânglios linfáticos, ossos, fígado, pulmões, etc. Pode-se dizer que três são as características mais relevantes no estagiamento do câncer de próstata: resultados do exame anatomopatológico e, mais especificamente, do Escore de Gleason (graduação do tumor em termos de agressividade), os níveis séricos do PSA e os achados no exame digital da glândula prostática (toque retal).

O **exame anatomopatológico**, que é realizado baseado no tecido obtido durante a realização da biópsia de próstata, classifica os tumores segundo um escore, denominado de Escore de Gleason, em neoplasias menos agressivas de um lado e as intermediárias e agressivas do outro lado. Este escore foi descrito por um patologista, chamado Donald F. Gleason, na década de 1970. São atribuídas duas notas ao tumor, que variam de acordo com o padrão predominante (primeira nota) e o padrão secundário (segunda nota). Estes escores variam de 1 a 5, sendo o valor mais alto aquele que apresenta características anatomopatológicas mais agressivas. Portanto, os escores que representam a soma das avaliações individuais podem variar entre 2 a 10 e são o resultado final da análise: com a soma final de dois pontos como sendo o menos agressivo e dez, o mais agressivo (Figura 9).

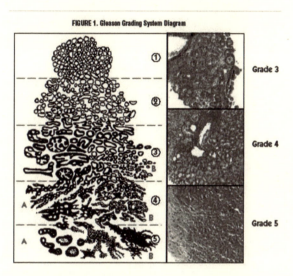

Figura 9: Classificação do adenocarcinoma de próstata, segundo a classificação de Gleason (www.prostate-cancer.org)

O estagiamento do câncer de próstata segue a orientação da maioria absoluta de outros tumores e, para tanto, adota-se o sistema TNM (T: extensão do tumor e invasão local; N: comprometimento de linfonodos próximos ao tumor ou à distância; M: metástases do tumor em órgãos locais ou à distância) (Figura 10 e Tabela 5).

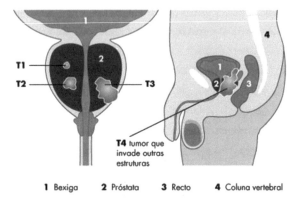

Figura 10: Representação gráfica do estagiamento do câncer de próstata
(www.unitedagainstprostatecancer.com)

T - TUMOR PRIMÁRIO	
TX	O tumor primário não pode ser avaliado.
T0	Sem evidência de tumor primário.
T1 T1a T1b T1c	Tumor não palpável ou visível por método de imagem; Tumor em achado histológico incidental (5% ou menos do tecido ressecado); Tumor em achado histológico incidental (> 5% do tecido ressecado); Tumor identificado por biópsia prostática (ex.: biópsia indicada por aumento do PSA).

T2 **T2a** **T2b** **T2c**	Tumor confinado à próstata; Tumor envolve metade de um lobo ou menos; Tumor envolve mais da metade de um lobo, mas não ambos os lobos; Tumor envolve ambos os lobos.
T3 **T3a** **T3b**	Tumor que se estende através da cápsula prostática; Extensão extracapsular (uni ou bilateral); Tumor invade vesícula seminal.
T4	Tumor é fixo ou invade estruturas adjacentes (que não as vesículas seminais): colo da bexiga, esfíncter externo, reto, músculos do assoalho pélvico ou parede pélvica.
N - LINFONODOS REGIONAIS	
NX	Linfonodos regionais não podem ser avaliados.
N0	Ausência de metástases em linfonodos regionais.
N1	Metástases em linfonodos regionais.
M - METÁSTASES À DISTÂNCIA	
MX	Metástases à distância não podem ser avaliadas.
M0	Ausência de metástases à distância.

M1	Metástases à distância;
M1a	Linfonodos não-regionais;
M1b	Ossos;
M1c	Outros sítios.

Tabela 5: Classificação do câncer de próstata (TNM 2002) (Adaptado de: Sobin LH *and* Wittekind Ch (eds). TNM *Classification of Malignant Tumours. 6th ed. Wiley-Liss: New York*, 2002).

Um dos exames habitualmente empregado no estagiamento é a **cintilografia óssea,** que utiliza uma substância radioativa (marcador) denominado de Tecnésio. Este marcador tem a propriedade de marcar lesões ósseas em atividade, que são captadas por um equipamento que identifica os locais onde o marcador foi fixado com maior dinamismo. Um dos locais mais frequentes de metástases do câncer de próstata é o esqueleto ósseo, mais especificamente os ossos da bacia, coluna vertebral e costelas. Quando não existem metástases ósseas, o exame de cintilografia é normal e, por outro lado, quando as mesmas existem, geralmente a cintilografia identifica estas lesões e a doença muda de estágio. Como este exame capta lesões de diversas naturezas (fraturas antigas, doenças articulares e degenerativas, mieloma múltiplo), deve-se atentar para eventuais resultados que não condizem com o diagnóstico de metástases ósseas. O médico analisará os dados em conjunto com a história clínica do paciente, bem como com dados da doença, propriamente dita (nível de PSA, Escore de Gleason e exame físico), com o intuito de verificar se as alterações observadas no exame de cintilografia óssea merecem uma avaliação complementar com radiografias, tomografia computadorizada, ressonância nuclear magnética, ou mesmo, eventualmente, biópsia do local suspeito. Como a chance de metástases ósseas apresenta uma relação com as características específicas de cada caso, habitualmente este exame deve ser solicitado sempre que houver sintomas sugestivos de lesões ósseas, Escore de Gleason ≥ 7 ou PSA≥ 20 ng/mL.

A tomografia computadorizada ou mesmo a ressonância nuclear magnética são exames considerados de alto custo, mas cada vez mais utilizados (embora não obrigatórios) para avaliar localmente a extensão da doença. Como mencionado acima, estes exames são algumas vezes solicitados para avaliações específicas, como no diagnóstico auxiliar de metástases ósseas. Outras vezes, podem ser indicados quando se deseja estabelecer com mais precisão, quando o exame digital da glândula não permite definir com clareza as características locais de estagiamento. Mais recentemente, a ressonância nuclear magnética com avaliação multiparamétrica da próstata permite definir as características da glândula nas diferentes zonas segundo a classificação de McNeal (periférica, central e de transição) e identificar alguma zona suspeita da próstata (nódulo), permitindo direcionar a biópsia para regiões específicas, quando então temos os conceitos de biópsia cognitiva ou de fusão. Esta última é bastante complexa, pois consiste na fusão de imagens obtidas na RNM e ultrassonografia transretal facilitando a identificação do alvo prostático a ser biopsiado. Importante ressaltar que estas técnicas não são preditivas absolutas de alterações malignas. Normalmente, são utilizados os parâmetros denominados de PI-RADS, divididos em cinco classificações: 1 e 2 a probabilidade de câncer de próstata é muito baixa ou baixa, 3, intermediária e 4 e 5, a probabilidade é elevada ou muito elevada, respectivamente (mais detalhes acima).

Outros exames complementares, especialmente os **laboratoriais,** fazem parte da avaliação do paciente. Com o intuito de identificar alterações que mereçam uma investigação adicional os principais sistemas orgânicos são avaliados a saber: função renal, hepática, pulmonar, cardiológica e neurológica. A necessidade de investigações complementares deve ser individualizada. Comorbidades dos pacientes e doenças pregressas são igualmente relevantes, inclusive o estabelecimento de expectativa de vida no sentido de melhor direcionar as opções terapêuticas.

1.2.3.8 Classificação de risco do câncer de próstata

Atualmente, em função grande número de diagnósticos e tratamentos direcionados para aos pacientes portadores de câncer de próstata, assim como o acompanhamento evolutivo dos mesmos, conseguiu-se estabelecer com um grau bastante fidedigno o comportamento biológico dos mesmos baseados especialmente nas suas três características principais (PSA, Escore de Gleason e estágio clínico). Assim, é possível classificar os tumores da próstata em três grupos: os de baixo risco, risco intermediário ou de alto risco no que concerne as suas características biológicas e também evolutivas (Tabela 6).

Baixo risco: PSA<10, Escore de Gleason ≤ 6, e estágio clínico ≤ T2a
Risco intermediário: PSA entre 10 a 20, Escore de Gleason 7, ou estágio clínico T2b/c
Alto risco: PSA > 20, Escore de Gleason score ≥ 8, ou estágio clínico ≥ T3

Tabela 6: Classificação dos tumores de próstata de acordo com o grau de agressividade: baixo risco, risco intermediário e alto risco. Obs. Para satisfazer esta classificação, a presença de características não superiores as descritas devem fazer parte de cada grupo.

Ainda neste âmbito, são interessantes os assim denominados **nomogramas para câncer de próstata,** amplamente disponíveis na rede internet como, por exemplo, www.mskcc.org/nomograms/prostate, do *Memorial Sloan Kettering Institute Cancer Center,* centro oncológico de referência dos Estados Unidos. Em resumo, com os dados citados acima, lançados nestes nomogramas pode-se obter de forma bastante razoável as características da doença, risco de extensão local, comprometimento de vesículas seminais, linfonodos e prognóstico da neoplasia em termos de recorrência e resultados com as diferentes alternativas terapêuticas. Estas informações frequentemente são úteis e permitem esclarecer ao clínico e aos pacientes aspectos que direcionem para a melhor conduta terapêutica.

1.2.3.9 Tratamento

As modalidades terapêuticas para o câncer de próstata estão relacionadas a uma série de fatores. Entre os quais, podemos citar aqueles diretamente relacionados às **características das neoplasias** (tumor de agressividade baixa, intermediária ou alta), **estagiamento** (doença localizada, localmente avançada ou avançada à distância), **do paciente** (características como as condições clínicas, comorbidades, expectativa de vida, desejo do paciente) e também da **estrutura do atendimento** (tecnologia, condições hospitalares, técnicas minimamente invasivas, cirurgia aberta, videolaparoscópica ou robótica).

A seguir, serão feitas várias considerações relacionadas ao tratamento do câncer de próstata em seus diferentes estágios e características:

a)Tratamento do câncer de próstata localizado (T1-T3a, Nx)

As principais condutas relacionadas ao câncer de próstata localizado estão elencadas na tabela abaixo. Condutas conservadoras e observacionais até tratamentos ativos entram no espectro de alternativas terapêuticas. O tratamento ativo do câncer de próstata localizado, ou seja, aquele confinado a glândula prostática, basicamente visa controlar ou debelar a doença ainda restrita ao órgão (Tabela 7).

| 1. Conservadora |
| Vigilância ativa (*active surveillance*) |
| Observação ou *Watchfull waiting* |
| 2. Cirúrgica |
| Prostatavesiculectomia radical (cirurgia aberta, videolaparoscópica ou robótica) |
| 3. Não cirúrgica |
| Radioterapia externa |
| Braquiterapia |
| 4. Outras |
| Ultrassonografia focada de alta intensidade (HIFU) |
| Crioterapia |
| Terapia fotodinâmica |
| Hormonioterapia |

Tabela 7: Diferentes alternativas terapêuticas no câncer de próstata localizado.

Conservadora

Neste contexto, temos duas possibilidades que necessitam ser diferenciadas: a **vigilância ativa** ou *active surveillance* e a **observação** somente ou também denominada de *watchfull waiting*.

A **vigilância ativa** tem sido salientada nos últimos anos. Alguns aspectos colaboraram para isso, entre os quais vale citar o aumento significativo de diagnósticos da doença (diagnósticos excessivos irrelevantes, *overdiagnosis*), melhor entendimento da oncogênese da neoplasia, e avanços tecnológicos no manejo da mesma. Ao mesmo tempo, observou-se que muitos destes tumores diagnosticados apresentavam uma característica biológica muito favorável, ou seja, tumores pouco agressivos muitos dos quais com poucas chances de progredir. Neste contexto, questionou-se, então, se estes tumores com características biológicas favoráveis deveriam (tratamento excessivo, *overtreatment*) ou não ser tratados ou, poderiam, eventualmente, simplesmente ser acompanhados uma vez que muitos destes não representariam riscos para a vida do indivíduo (sem impacto na sobrevida câncer específica). Este é ainda um assunto bastante debatido entre diferentes autoridades no assunto com opiniões distintas e controversas, haja vista, o grande número de peculiaridades envolvidas nesta questão.

O *"active surveillance"* (AS) ou "observação vigilante" permanece como opção viável no tratamento do câncer de próstata, com chances de preservar a qualidade de vida e com possibilidade de intervenção terapêutica antes da progressão da doença para limites além daqueles relacionados à próstata, propriamente dita. O AS significa: 1) Identificar os pacientes que têm menor possibilidade de progressão da doença durante sua vida, baseando-se em parâmetros clínicos e anatomopatológicos, idade do paciente e comorbidades; 2) Monitoramento rigoroso durante o acompanhamento; 3) Desenvolvimento de critérios racionais para intervenção terapêutica, os quais irão identificar a doença mais agressiva de maneira precoce.

Um importante patologista chamado Dr. Jonathan Epstein, hoje professor da Universidade da *The Johns Hopkins University*, Estados Unidos, juntamente com seu time de colaboradores, desenvolveu critérios para predizer o câncer de próstata denominado de mínimo ou "insignificante", ou seja, aquele que apresenta bom prognóstico e que eventualmente não evoluirá para uma forma mais significativa (clínica) ou agressiva. Estes dados analisados em seu conjunto significariam que estes pacientes poderiam ser simplesmente acompanhados com risco mínimo de mortalidade específica por câncer e, ao mesmo tempo, preservando aspectos relacionados à qualidade de vida (evitando *o overtreatment*). Estes critérios são:

1) Densidade do PSA < 0,10;
2) Número de fragmentos positivos inferior a 3;
3) < 50% do fragmento comprometido;
4) Gleason menor ou igual a 6.

O professor Dr. Herbert Ballentine Carter, também da *The Johns Hopkins University*, Estados Unidos, sugere, portanto, que os pacientes portadores de câncer de próstata e que poderiam ser incorporados em protocolos de apenas AS, ao invés de tratamento cirúrgico ou radioterápico, seriam aqueles que apresentem os seguintes critérios no que se refere à doença: estagiamento clínico T1c, ausência de padrão 4 ou 5 de Gleason primário, < 3 fragmentos positivos de um total de 12 fragmentos obtidos na biópsia, nenhum fragmento com mais de 50% de comprometimento em extensão e densidade do PSA < 0.15 (Tabela 8). É importante ressaltar que estes homens devem permanecer em controle rígido de acompanhamento realizando toque retal para avaliação da próstata, PSA semestral e biópsia anual. Se houver progressão da doença em relação à avaliação inicial, a conduta conservadora é interrompida e o paciente é encaminhado para terapia ativa. A progressão da doença pode ser evidenciada quando surgir padrão 4 ou 5 de Gleason, presença de 3 ou mais fragmentos comprometidos em uma biópsia de 12 fragmentos, ou mais do que 50% de um fragmento comprometido nestas biópsias. Estima-se que a progressão da doença no primeiro ano de acompanhamento pode chegar a aproximadamente 30%.

Número de fragmentos com carcinoma	Até 2
Extensão tumoral em 1 fragmento	< 50% da área
Graduação histológica (Gleason)	Ausência de graus 4 ou 5
Densidade do PSA	≤ 0,15

Tabela 8: Achados anatomopatológicos e laboratoriais em biópsias de agulha preditivos de carcinoma de baixo risco, de acordo com Epstein.

Por outro lado, a observação, também denominada de *watchfull waiting* ou, simplesmente, acompanhamento sem intervenção terapêutica, caracteriza-se por não fazer nada, mas acompanhar o indivíduo de forma controlada. Esta situação é reservada para homens nos quais não se espera uma expectativa de vida longa, ou seja, a velocidade de crescimento do tumor não representa, em última análise, um risco de morte por câncer de próstata relacionada. Habitualmente, para esta situação considera-se câncer de próstata localizado em homens idosos ou quando estes apresentam comorbidades significativas e que representem um risco mais elevado que simplesmente o acompanhamento da doença sem intervenção. Novamente, é importante enfatizar que estes indivíduos devem ter acompanhamento apropriado e ser informados sobre a condição clínica em questão.

No outro extremo, nós temos os **tratamentos com intenção curativa** para o paciente portador de câncer de próstata localizado. Estas modalidades de tratamento devem ser reservadas para aqueles indivíduos portadores da neoplasia e que apresentem uma expectativa de vida significativa, geralmente considerada superior a dez anos. Um dos aspectos mais relevantes quando se trata câncer de próstata é o fato de a conduta ser, necessariamente, individualizada, considerando várias características que devem, em última análise, atender às expectativas do paciente, com discussão dos riscos e complicações do tratamento, expectativa de cura, necessidades de tratamentos complementares e resultados a logo prazo. As modalidades de tratamentos, como cirurgia, radioterapia ou braquiterapia e outras, devem ser contempladas e discutidas com o doente, não se esquecendo da disponibilidade das mesmas em determinado local.

A **prostatavesiculectomia radical** é o procedimento cirúrgico tradicional para o tratamento desta neoplasia. Nesta operação, a remoção da próstata, vesículas seminais e linfonodos das cadeias obturadoras (linfadenectomia limitada) e às vezes pélvicos (linfadenectomia estendida) podem ser realizadas por via retropúbica, perineal, laparoscópica, ou mais modernamente com auxílio robótico. As peculiaridades de cada uma destas técnicas, incluindo vantagens e desvantagens, devem ser amplamente discutidas. Não existem, ainda, evidências científicas de boa qualidade que demonstrem superioridade de uma técnica sobre a outra, no que diz respeito ao controle da doença. A técnica robótica, procedimento considerado minimamente invasivo, mostra superioridade como técnica preferencial em vários países desenvolvidos (nos Estados Unidos, a absoluta maioria dos casos são feitos por esta técnica), com menos dor pós-operatória e resultados superiores no contexto da preservação da função sexual eretiva e continência urinária. Tem contra si o fato de ser um procedimento de custo relativamente elevado, considerando a realidade de países menos desenvolvidos. Muitos autores admitem que pacientes que tenham antígeno prostático específico inferior a 10 ng/mL e escore patológico de Gleason menor do que 7 na biópsia não precisariam, necessariamente, realizar a linfadenectomia de rotina.

Em relação à radioterapia externa, a mais recomendada nos dias atuais é aquela que usa a técnica denominada de conformacional e de intensidade modulada (IMRT), cujo objetivo é irradiar de forma reduzida os tecidos adjacentes e ao mesmo tempo permitir que doses maiores de irradiação sejam alocadas na próstata e vesículas seminais. Estudo randomizado com 301 pacientes com câncer de próstata comparou doses de 70 versus 78 Gy de radioterapia conformacional e mostrou que as taxas de sobrevida livre de recorrência bioquímica e/ou clínica em cinco anos foram superiores no braço com doses mais elevadas (79 versus 69%). As complicações mais comuns das diversas modalidades de radioterapia são os sintomas miccionais irritativos (disúria, urgência, polaciúria, noctúria) e proctite (retite actínica) em 70% a 80% dos pacientes, que melhoram em média, após dois meses. Retenção urinária pode ocorrer e está intimamente associada à próstatas de maior volume, sendo, às vezes, necessária a ressecção endoscópica, mesmo antes da radioterapia. Em uma meta-análise a ocorrência de disfunção erétil após radioterapia foi observada em 24% dos pacientes submetidos à braquiterapia, 40% para aqueles submetidos à braquiterapia associada à radioterapia externa, e em 45% para aqueles indivíduos tratados apenas com radioterapia externa de forma isolada.

A braquiterapia consiste no implante de sementes radioativas de Iodo 125 ou de Palladium 103 no interior da glândula prostática de forma homogênea e padronizada por via perineal. Este implante de radioatividade é guiado por ultrassonografia transretal e planejamento computadorizado. Tem sido utilizada para tumores em estágios iniciais e de baixo risco (Escore de Gleason < 7), com doença de baixo volume, próstata com menos de 60 gramas e ausência de sintomas urinários obstrutivos significativos. Os principais argumentos para a sua indicação são: abordagem menos invasiva (comparada com cirurgia), e menor tempo de tratamento e convalescença quando comparada à radioterapia externa. Entretanto, entre as contraindicações para a braquiterapia podemos citar a história de ressecção endoscópica prévia da próstata, expectativa de vida inferior a dez anos, próstatas de volumes superiores a 60 gramas, estenoses anorretais, discrasias sanguíneas, uropatia obstrutiva significativa e deformidades ósseas na estrutura da pelve. Entre as complicações potenciais da braquiterapia, podemos citar a retenção urinária aguda, incontinência urinária, cistite, estreitamento de uretra e proctite e, eventualmente, embolização de sementes pela corrente sanguínea.

Uma análise comparativa entre os tratamentos acima citados e discutidos é de fundamental importância para que a conduta seja compartilhada entre o médico e seu paciente, observando-se vários aspectos como expectativas de cura e eventuais efeitos adversos das diferentes abordagens terapêuticas. Por exemplo, os riscos relacionados à cirurgia basicamente recaem sobre a possibilidade de incontinência urinária (em diferentes graus de magnitude) e disfunção sexual (ausência de ejaculação e risco de disfunção erétil), além daqueles relacionados ao procedimento cirúrgico, propriamente dito. Quando se analisa grandes séries da literatura e de diferentes instituições como, por exemplo, a da Universidade de *The Johns Hopkins*, que analisou os resultados em 593 pacientes submetidos à prostatectomia radical, as taxas de incontinência urinária foram da ordem de 8%. A taxa de preservação da ereção após a cirurgia foi de 68%, sendo maior nos pacientes com menos de 50 anos de idade (91%), em comparação com os pacientes com idade entre 50 e 60 anos (75%), 60 e 70 anos (58%), e acima de 70 anos (25%). Em relação à radioterapia externa, duas são as principais sequelas: cistite actínica e retite actínica, que na realidade caracterizam-se por inflamações crônicas da bexiga e do reto, uma vez que, pelo menos em parte, a bexiga e o reto são irradiados durante o tratamento. Neste contexto, é importante observar que as taxas de complicações estão relacionadas, de alguma forma, à dose de radiação empregada e à extensão do leito irradiado. Por exemplo, em um estudo de 507 pacientes tratados, a toxicidade tardia urinária com doses entre 75,6 a 81 Gy, foi de 2,2% e a retal, foi de 17%. O impacto negativo da radioterapia sobre a função sexual é real, não estando isentos de tal adversidade homens que desejem esta modalidade de tratamento.

Quando se compara tratamentos com intenção curativa, um estudo retrospectivo envolvendo 901 pacientes (com idades entre 55 e 74 anos) submetidos à prostatectomia radical, e 286 submetidos à radioterapia externa, observou-se, em um prazo de cinco anos, maiores taxas de incontinência urinária (14 versus 4) e disfunção erétil (79 versus 63%) em homens submetidos à cirurgia radical em relação a irradiação. Em contrapartida, pacientes tratados com radioterapia externa apresentaram maiores taxas de alteração de hábito intestinal, dor e sangramento retal e hemorroidário.

Por outro lado, quando se compara os resultados terapêuticos em termos de cura da doença, baseados nos estudos randomizados publicados até hoje, a prostatectomia radical apresenta os melhores resultados na redução da mortalidade câncer-específica e progressão local e sistêmica da doença. Em estudo comparativo, não randomizado, entre prostatectomia radical e radioterapia, envolvendo 1.682 pacientes, a sobrevida livre de recorrência bioquímica para cirurgia e radioterapia foi de 80% e 72% em cinco anos, e 73% e 70% em oito anos, respectivamente. Não houve diferença significativa entre os dois grupos quanto à sobrevida global.

É importante observar que embora estes dados estejam disponíveis na literatura a comparação dos mesmos muitas vezes é difícil em função de uma série de peculiaridades que devem ser vistas criticamente. Alguns autores argumentam que a comparação dos resultados é limitada pela ausência de estudos com bom nível de evidência para uma análise mais criteriosa, especialmente, quando parâmetros como efetividade e efeitos adversos no tratamento do câncer de próstata localizado são analisados.

Por outro lado, pacientes que apresentam elevação do antígeno prostático específico (PSA) após a prostatectomia radical, fenômeno que recebe o nome de **recidiva bioquímica**, e com suspeita de recidiva local, podem adicionalmente ser submetidos à radioterapia complementar **(radioterapia adjuvante)**. Esta recomendação é baseada nas recomendações da ASTRO (*American Society of Therapeutic Radiology and Oncology*), entidade que se dedica à oncologia humana. Por outro lado, pacientes que realizaram inicialmente o tratamento com radioterapia e que apresentem recidiva da doença localmente na próstata, podem eventualmente receber tratamento cirúrgico radical **(pros-**

tatavesiculectomia radical de salvamento). Nesta última situação, as taxas de complicações são, algumas vezes, significativas, especialmente no que tange às taxas de disfunção erétil e incontinência urinária.

Por outro lado, pacientes que apresentam recidiva sistêmica com metástases à distância necessitam tratamento complementar com redução dos níveis séricos da testosterona (**ablação androgênica** com medicamentos ou castração cirúrgica com remoção do tecido testicular responsável pela produção de testosterona), ou mesmo com drogas que impedem que a testosterona atue nas células tumorais (medicamentos antiandrógenos). Técnicas combinadas com uso da ablação androgênica e antiandrógenos recebem a denominação de bloqueio androgênico completo, ou seja, evita-se desta forma que a testosterona produzida nos testículos e aquela oriunda das suprarrenais atuem sobre as células tumorais. Não está claro, porém, qual a época ideal e qual o tipo de bloqueio androgênico deve ser recomendado. As evidências disponíveis sugerem que o tratamento hormonal precoce é superior em termos de sobrevida. Mais recentemente, a administração de drogas com ação quimioterápica de forma precoce também tem sido considerada e recomendada.

Entre as outras altermativas para tratamento do câncer de próstata localizado, podemos citar a **ultrassonografia focada de alta energia** *(high intensity focused ultrasound – HIFU)* que consiste na aplicação de energia acústica de alta intensidade que promove aumento da temperatura no tecido e destruição do mesmo por coagulação e necrose resultando em cavitação tecidual e eliminação do mesmo. Na **crioterapia**, o processo é semelhante e consiste na introdução de sondas especiais, por via perineal e orientadas por ecografia para o interior da próstata. Gases com baixas temperaturas são introduzidos através destas sondas, congelando o tecido prostático e destruindo-o por necrose e coagulação. Na **terapia fotodinâmica**, fios de fibras ópticas são introduzidos pela pele até atingirem próstata, quando então luz pulsátil emitida ativa substâncias presentes no tecido prostático – ou mesmo injetadas – e que são ativadas para destruir, especificamente, as células tumorais – preservando as células adjacentes ao tumor, que são normais. Inicialmente, é necessário enfatizar que estas abordagens conservadoras são reservadas especialmente para pacientes que não desejam os tratamentos convencionais, como a prostatectomia radical ou radioterapia; pacientes que apresentem comorbidades significativas e tumores considerados de baixo risco, segundo a classificação descrita anteriormente. Além disso, existe experiência limitada e alguns destes tratamentos ainda se encontram no campo experimental, com estudos não comparativos e disponibilidade limitada, o que impede o emprego com segurança quando comparados com os tratamentos convencionais. Embora propostos como formas conservadoras, estes tratamentos não estão livres de efeitos colaterais como, por exemplo, a destruição de tecidos adjacentes (nervos, bexiga, uretra e reto) levando à possibilidade de infecção, fistulas urinárias, disfunção sexual entre outros.

Cirurgia robótica

O avanço tecnológico no campo da cirurgia se deve basicamente à evolução das técnicas minimamente invasivas. A possibilidade de realizar cirurgias complexas com incisões mínimas é um avanço sem precedentes na área cirúrgica e se estabelece de forma irreversível nesta área da medicina. A cirurgia robótica se insere neste contexto. Além disso, a possibilidade de obter imagens com visão semelhante à da cirurgia aberta e com ampliação do campo visual permite dissecções mais detalhadas que impactam os resultados terapêuticos e das sequelas decorrentes do mesmo. Menor perda sanguínea, convalescença pós-operatória mais rápida, menos dor, e resultados terapêuticos oncológicos indistintos ou mesmo superiores respaldam a cirurgia robótica no tratamento do câncer de próstata.

Recidiva bioquímica após tratamento do câncer de próstata

Após o tratamento do câncer de próstata com intenção curativa, é realizado o controle da efetividade do mesmo através da determinação periódica do antígeno prostático específico (PSA). Como já referido anteriormente, o PSA é uma substância prostato-específica e não câncer específica. Ou seja, uma vez removida a glândula prostática, a fonte produtora de PSA deixa de existir e, portanto, espera-se que, se o mesmo não exista mais, os níveis da glicoproteína deixam de ser mensuráveis. Quando no controle pós-operatório de prostatectomia radical o PSA apresenta elevação progressiva, caracterizada por duas elevações consecutivas e valores superiores a 0,2 ng/ml, temos o que se denomina de **recidiva bioquímica do tumor**. Em última análise, isso significa que em algum sítio do corpo humano seja, localmente (loja prostática – quando então, se emprega o termo *recidiva local*) ou mesmo à distância (ossos, gânglios linfáticos ou mesmo outro local, quando então se emprega o termo *recidiva sistêmica*), existe tecido tumoral produzindo PSA. Quando o paciente foi inicialmente tratado com radioterapia, a situação é um pouco mais complexa uma vez que a glândula prostática não foi removida e, portanto, este tecido pode ainda permanecer com a capacidade de produzir PSA, mesmo que em menores quantidades. O declínio nos valores do PSA após tratamento com radioterapia é lento e progressivo e pode levar até um ano e meio para atingir o valor mais baixo, sendo então empregado o termo de *"nadir"* **do PSA** após radioterapia. Este valor é importante e passa a ser a referência para o acompanhamento do paciente em termos de evolução e cura, ou não, da neoplasia. Segundo as recomendações da ASTRO (*American Society for Therapeutic Radiology and Oncology* – Sociedade Americana que se dedica à oncologia), a recidiva bioquímica pós-tratamento radioterápico se caracteriza por um aumento de 2 ng/ml ou mais acima do menor PSA detectado após o tratamento (isto é, *nadir* + 2).

Na ocorrência de recidiva bioquímica, um dos aspectos de significativa importância é saber se a mesma ocorreu no local da cirurgia ou em algum local à distância. Na tabela abaixo, estão descritas variáveis clínicas e anatomopatológicas que ajudam a determinar a probabilidade da recidiva ser local ou sistêmica. A determinação do sítio da recorrência é de vital importância uma vez que os tratamentos complementares podem ser empregados com o intuito de controlar a doença: possibilidade de radioterapia de resgate nos casos de recidiva local nos casos tratados com prostatectomia radical, ou mesmo de prostatectomia de salvamento naqueles que foram inicialmente tratados com radioterapia ou braquiterapia; indicação de bloqueio androgênico nos casos de recidiva sistêmica/doença avançada.

PROVÁVEL RECIDIVA LOCAL	PROVÁVEL RECIDIVA SISTÊMICA
Gleason < 7	Gleason >/= 7
Sem invasão de vesículas seminais	Com invasão de vesículas seminais
PSA detectável > 1 ano após a cirurgia	PSA detectável < 1 ano após a cirurgia
Duplicação do PSA > 10 meses	Duplicação do PSA < 10 meses
Velocidade do PSA < 0,75 ng/mL por ano	Velocidade do PSA > 0,75 ng/mL por ano

Tabela 9: Características anátomo-clínicas para auxílio na identificação do sítio de recorrência bioquímica no câncer de próstata tratado com cirurgia radical. (Adaptado de Scattoni, V., Montorsi, F., Picchio, M. et al.: *Diagnosis of local recurrence after radical prostatectomy. BJU Int*, 93: 680, 2004).

b) Tratamento do câncer de próstata avançado

Do ponto de vista conceitual, os tumores avançados da próstata são aqueles que estão além dos limites da glândula prostática – o que implica também em prognóstico desfavorável. Estes tumores podem ser divididos em dois grandes grupos, ou seja, tumores de próstata avançados localmente (estágios T3-T4, linfonodos comprometidos) ou tumores de próstata avançados sistemicamente (presença de metástases à distância, gânglios linfáticos, ossos, cérebro, fígado, pulmões, etc.).

Nestas situações clínicas, o prognóstico do paciente apresenta características bem menos favoráveis quando comparado aos tratamentos da doença localizada e confinada à próstata. De uma maneira geral, a terapêutica multimodal (mais de uma forma de tratamento) é a abordagem mais frequentemente adotada. Neste contexto, nos tumores localmente avançados, cirurgias radicais como a prostatectomia e dissecção ampla dos linfonodos pode ser uma alternativa terapêutica – ou mesmo a radioterapia mais extensa, eventualmente envolvendo as cadeias linfáticas. Além disso, de uma maneira geral, a hormonioterapia faz parte do tratamento. Nos pacientes com doença sistêmica, a hormonioterapia é o tratamento principal na abordagem inicial.

1.2.3.10 Hormonioterapia para tratamento do câncer de próstata

Uma das características do câncer de próstata é o fato de o mesmo ser, pelo menos parcialmente, nas fases iniciais, dependente do hormônio masculino – testosterona – para o seu crescimento. Portanto, baseado neste conceito a terapia hormonal visa em uma primeira análise reduzir os níveis de produção de testosterona ou mesmo impedir que a mesma consiga atingir a glândula prostática ou o tecido tumoral. É importante compreender que 90% da testosterona do indivíduo do sexo masculino são oriundos dos testículos e, os 10% remanescentes provêm de duas glândulas denominadas de suprarrenais, localizadas logo acima dos rins. A produção de testosterona no homem obedece a uma sequência de eventos bem característicos, que envolve a liberação, por parte do hipotálamo (localizado na base do cérebro), de hormônios denominados de gonadotrofinas liberadoras de hormônios (GnRH) ou, mais especificamente, gonadotrofina liberadora do hormônio luteinizante (LHRH) que, por sua vez, atuando na hipófise (glândula localizada abaixo do cérebro) estimulam a liberação de hormônio luteinizante (LH). Este LH é lançado na circulação sanguínea e atinge os testículos e, especificamente, atua em células denominadas de Leydig, que produzem 7 mg de testosterona todos os dias. As suprarrenais, estimuladas pelo hormônio adrenocorticotrófico (ACTH – oriundo igualmente da hipófise), por sua vez, produzem testosterona através de uma complexa rede metabólica que tem como substrato o colesterol. O conhecimento destes fenômenos fisiológicos é importante para compreender as formas capazes de interromper a produção de testosterona, denominadas de terapia de ablação androgênica ou terapia de privação de andrógeno, amplamente empregada em tumores de próstata avançados. A abordagem hormonal, em última análise, consiste em diminuir a produção ou ação de testosterona e, consequentemente, o estímulo sobre as células cancerosas, o que faz com que os tumores diminuam de tamanho ou reduzam a sua velocidade de crescimento por algum tempo. A hormonioterapia, exclusivamente, não cura o câncer de próstata, isto porque nem todas as células tumorais são sensíveis à testosterona, e também pelo fato de que, com o passar do tempo, as células tumorais adquirirem a propriedade de sobreviver mesmo na ausência de testosterona, através de mutações que se processam nestas células, ou pela possibilidade de adquirirem a propriedade de sintetizar quantidades mínimas necessárias de andrógenos e outros fatores de crescimento para sua manutenção. Quando isto acontece, estamos diante de uma situação bem complexa e que se denomina de câncer de próstata resistente à castração, característica adquirida pela neoplasia de continuar a crescer a despeito de qualquer manipulação hormonal, mesmo em níveis de castração.

A terapia hormonal normalmente é empregada em várias condições quando se trata câncer de próstata, sendo as mais comuns as seguintes:

- Quando o paciente não pode efetuar cirurgia ou radioterapia com intenção curativa por alguma situação específica.
- Quando existe disseminação sistêmica do câncer de próstata (câncer de próstata disseminado).
- Quando existe recidiva do tumor apesar do tratamento radioterápico ou mesmo cirúrgico.
- Como auxílio à radioterapia, quando existe um risco elevado de recidiva.
- Quando o objetivo é reduzir o tamanho do tumor antes de outro procedimento como cirurgia radical ou radioterapia.

Existem vários tipos de tratamentos hormonais para o câncer de próstata que podem ser assim divididos ou classificados:

a. Tratamentos hormonais que objetivam diminuir os níveis de andrógenos;

b. Tratamentos hormonais que objetivam impedir que os mesmos exerçam efeitos estimuladores sobre as células tumorais;

c. Outros tratamentos que suprimem os andrógenos.

Tratamentos hormonais que objetivam diminuir os níveis de andrógenos

Castração cirúrgica (Orquiectomia bilateral) – A orquiectomia bilateral consiste na remoção cirúrgica dos testículos, que é a principal fonte produtora de testosterona, reduzindo os níveis de testosterona a níveis de castração.

Castração química (Terapia com análogo do LHRH) – São medicamentos injetáveis ou mesmo implantáveis no subcutâneo, que interferem na cadeia de síntese de testosterona. As administrações destes hormônios podem ser feitas mensalmente ou trimestralmente. Podem ser denominados de análogos do LHRH, ou antagonistas do LHRH. Entre os primeiros podemos citar: **leuprolide, gosserrelina, triptorrelina e histrelina.** Entre os antagonistas, que impedem a liberação ou ação do LHRH, o principal representante é o **degarrelix.**

Abiraterona – Este medicamento impede que outras células do organismo, ou mesmo as células cancerosas da próstata, produzam pequenas quantidades de testosterona que ainda possam ser suficientes para estimular o seu crescimento. A abiraterona é um destes medicamentos, e inibe uma enzima conhecida como CYP-17 que está envolvida na cadeia de etapas que envolvem a produção de testosterona a partir do substrato colesterol. A sua administração é por via oral, geralmente na dose de quatro comprimidos por dia, o que equivale a uma dose diária de 1000mg. A prednisona é administrada concomitantemente ao tratamento, tendo em vista que a inibição da CYP-17 pode, adversamente, interferir na síntese do cortisol.

Tratamentos hormonais que objetivam impedir que os andrógenos atuem nas células tumorais

Estes medicamentos também são conhecidos como antiandrógenos. Não interferem na síntese dos andrógenos, mas impedem que eles exerçam a sua ação biológica na célula tumoral, bloqueando a ligação dos andrógenos com o seu receptor (receptor androgênico), razão pela qual a sua ação intra-celular fica impedida. Neste grupo de medicamentos, temos os seguintes representantes: **flutamida, bicalutamida, nilutamida** e os seus representantes mais recentes, como a **enzalutamida, apalutamida e darolutamida,** todos administrados por via oral e diariamente, com doses que podem variar de acordo com a resposta desejada e obtida.

Outros tratamentos que suprimem os andrógenos

No passado, o uso dos hormônios sexuais femininos (cuja ação é oposta a dos hormônios sexuais masculinos), denominados de **estrogênios**, era a principal alternativa à remoção dos testículos (orquiectomia) para homens com câncer de próstata avançado. Os efeitos colaterais indesejados, especialmente aqueles relacionados à coagulação sanguínea (trombose) tiveram impacto negativo no seu uso de forma mais generalizada, sendo substituído por medicamentos com um padrão de segurança maior, como os análogos do LHRH e antiandrógenos.

O **cetoconazol** é uma medicação inicialmente desenvolvida para o tratamento de infecções causadas por fungos, entretanto, é indicado em função dos seus efeitos ao nível das suprarrenais e, mais especificamente, por interferir na síntese de andrógenos por aquelas glândulas. A sua ação é semelhante a da abiraterona, uma droga mais recentemente desenvolvida e direcionada especificamente para o tratamento do câncer de próstata. O cetoconazol é mais frequentemente utilizado no tratamento de homens diagnosticados com câncer de próstata avançado e, também, pode ser administrado quando outras formas de hormonioterapia não estão tendo os efeitos esperados. Como esta medicação bloqueia uma enzima envolvida na síntese do cortisol pelas suprarrenais, o uso combinado de corticosteroides (prednisona) pode ser necessário.

Tratamentos hormonais combinados

Baseado nos conceitos anteriormente descritos, especialmente no que se refere à síntese de andrógenos e sua ação na neoplasia prostática, não fica difícil compreender que os medicamentos podem ser combinados objetivando reduzir ao máximo possível a síntese de testosterona e ação desta sobre a célula tumoral. Estas medicações, quando utilizadas concomitantemente, recebem o nome de *terapia hormonal combinada* ou também *ablação androgênica combinada*. Assim, por exemplo, o emprego da orquiectomia – ou o uso de análogos do LHR com os antiandrógenos – suprime a síntese de andrógenos testiculares, e, ao mesmo tempo, a ação dos remanescentes oriundos das suprarrenais.

Com o desenvolvimento das novas moléculas denominadas de abiraterona, apalutamida, darolutamida e enzalutamida, novas combinações terapêuticas e associações terapêuticas são efetuadas, envolvendo bloqueios androgênicos mais amplos com mais de duas drogas. O tópico hormonioterapia e suas diferentes particularidades ainda são motivos de discussões e algumas controvérsias. Entre estes, está a questão sobre o bloqueio androgênico precoce ou tardio. Ou seja: debate-se sobre iniciá-lo imediatamente ou quando o paciente começa com sintomas (Tratamento Precoce x Tratamento Tardio). A tendência atual é para o início precoce após recidiva da doença ou mesmo quando a doença já apresenta metástases, mesmo que o paciente esteja assintomático (metástases linfonodais após prostatectomia radical, por exemplo). Evidências oriundas de estudos clínicos demonstram que esta conduta pode abrandar a doença e interferir na sobrevida do paciente. Outra discussão, ainda sem resultados definitivamente estabelecidos, é a questão do tratamento hormonal contínuo versus o tratamento hormonal intermitente, ou seja, administração contínua e ininterrupta da ablação androgênica ou, então, suspender o tratamento por um período (paciente se beneficiaria dos efeitos da testosterona, que passaria a ser produzida novamente, havendo uma pausa nos efeitos colaterais, como diminuição da energia, impotência, ondas de calor e perda do desejo sexual) e reintroduzir a medicação quando o PSA atingir determinados níveis. Embora o tratamento hormonal contínuo seja o padrão, publicações recentes sugerem que o tratamento intermitente não seria inferior ao primeiro. Entretanto, conclusões definitivas ainda são aguardadas neste tópico. Mais recentemente, está sendo introduzida a BAT (*Bipolar Androgen Therapy* ou Terapia Androgênica Bipolar) como alternativa terapêutica, especialmente para pacientes com câncer de próstata resistente à castração. A maioria destes estudos denominados como TRANSFORMER (*Testosterone Revival Abolishes Negative Symptoms, Fosters Objective Response and Modulates Enzalutamide Resistance*), RESTORE (*RE-sensitizing with Supraphysiologic Testosterone to Overcome REsistance*), BATMAN (*Bipolar Androgen Therapy in Men with Androgen-ablation Naive Prostate Cancer*) e COMBAT-CRPC (*COncurrent adMinistration of Bipolar Androgen Therapy and nivolumab in men with mCRPC*) são novidades e ainda se encontram na esfera de investigação. Geralmente, após três a cinco anos da ablação androgênica, a maioria dos tumores de próstata desenvolvem resistência aos níveis castrados de testosterona e começam a evoluir independentemente dos mesmos. Inicialmente, introduziram o conceito de que o tratamento intermitente da ablação androgênica retardaria o desenvolvimento desta resistência, pela manutenção da sensibilidade das neoplasias aos andrógenos e regressões apoptóticas das células neoplásicas (morte celular). O BAT parte basicamente destes conceitos, segundo os quais, a administração de testosterona em doses, eventualmente, suprafisiológicas e, em ciclos intermitentes, restabeleceria de alguma forma a sensibilidade aos andrógenos e também com potenciais efeitos apoptóticos. A incorporação de imunomodulares, como no estudo COMBAT-CRPC, é um avanço adicional onde, além da modulação hormonal, é introduzida outra linha de intervenção oncológica com medicamentos que atuam no sistema imunológico como, por exemplo, o uso de anticorpos monoclonais. Estas abordagens ampliam o espectro de possibilidades terapêuticas de forma muito interessante e que, certamente, serão incorporadas no cotidiano futuro.

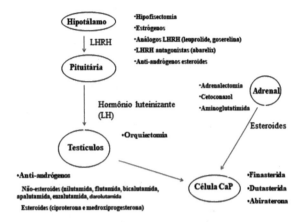

Figura 11: Aspectos fisiológicos relacionados à produção de testosterona e suas ações e potenciais sítios de interferência farmacológica.

Efeitos colaterais da terapia hormonal

A testosterona tem efeitos fisiológicos sistêmicos importantes em diferentes níveis seja na esfera psicológica, somática ou sexual. A ablação androgênica, invariavelmente, vai ter efeitos deletérios em vários aspectos fisiológicos das funções citadas. A intensidade destes efeitos é muitas vezes uma característica individual. A estes efeitos clínicos decorrentes da interrupção da função fisiológica da testosterona define-se como efeitos colaterais. Entre estes, podemos destacar os seguintes:

- Perda do interesse sexual (diminuição da libido)
- Disfunção sexual/ disfunção erétil
- Calorões ou ondas de calor
- Diminuição da densidade mineral óssea
- Fraturas ósseas
- Diminuição da massa e força muscular
- Alteração nos níveis séricos dos lipídeos (colesterol e frações)
- Aumento da resistência à insulina (elevação da glicose)
- Aumento do peso corporal
- Alteração do humor (depressão)
- Fadiga
- Ginecomastia (aumento e maior sensibilidade das mamas masculinas)

Alguns destes efeitos ou mesmo a sua severidade podem ser reduzidos e, eventualmente, controlados com outras abordagens que são empregadas concomitantemente ao tratamento hormonal. Entres estas medidas, podemos citar:

1) É recomendado que o paciente mantenha uma atividade física regular, evite ganho de peso, exercícios direcionados para manter a massa óssea

e muscular (bisfosfonados, cálcio, vitamina D, atividade física em locais com luz solar). 2) Manifestações clínicas de depressão podem ser tratadas com antidepressivos ou mesmo psicoterapia. 3) A osteoporose pode ser controlada com medicamentos que mantenham a densidade mineral óssea. 4) Evitar quedas é uma recomendação de cuidados gerais importantes para o paciente em uso de terapia hormonal e para aqueles com metástases ósseas, objetivando reduzir o risco de fraturas. 5) Mastectomia ou irradiação da mamas pode ajudar a prevenir o aumento das mamas e mesmo sua sensibilidade em decorrência dos tratamentos supressivos da testosterona. 6) As ondas de calor (vitamina E, psicoterapia, antidepressivos, agentes de progesterona) e sensibilidade mamária (antiestrogênios) podem ser controladas com ajuda de medicamentos. 7) Disfunções sexuais podem, eventualmente, ser melhoradas com inibidores de fosfodiesterase do tipo 5, injeções intracavernosas, ou mesmo próteses penianas. 8) O uso de suplementos nutricionais pode ser útil, tendo em vista que a anemia pode ser uma consequência dos baixos níveis de andrógenos.

1.2.3.11 Quimioterapia para tratamento do câncer de próstata

Habitualmente, o termo quimioterapia tem sido utilizado para caracterizar o emprego de medicamentos que objetivam interferir nas células tumorais impedindo que as mesmas se dupliquem livremente ou então destruindo as mesmas. A hormonioterapia, discutida anteriormente, é também uma forma de quimioterapia, mas no presente contexto o termo tem sido empregado do ponto de vista prático quando drogas distintas dos hormônios são empregadas no controle da neoplasia. Estas medicações, na sua absoluta maioria, são administradas diretamente por via endovenosa, objetivando-se que a corrente sanguínea carregue as mesmas até o alvo, ou seja, a célula tumoral, onde então exercerá sua ação. A administração do agente quimioterápico geralmente é esquematizada de diferentes formas e em diferentes períodos. Como estas medicações apresentam um grau de toxicidade que não deve ser desconsiderado, o período de administração é seguido por um período de interrupção (descanso) para permitir que a medicação exerça sua ação e, ao mesmo tempo, que o organismo metabolize a mesma e seus produtos tóxicos.

A este sequenciamento de administração e interrupção denominamos de **ciclos de quimioterapia.** Tradicionalmente, o câncer de próstata mostra uma resistência (resposta não muito grande) à quimioterapia. Este aspecto está relacionado ao fato de que as neoplasias, de uma maneira geral, têm características distintas do ponto de vista de biologia tumoral. Talvez um dos aspectos mais relevantes neste contexto é o fato da neoplasia de próstata apresentar um tempo de duplicação tumoral relativamente longo e os medicamentos quimioterápicos agirem preferencialmente no momento da duplicação celular. Entretanto, progressivamente novas drogas têm sido desenvolvidas, assim como novos esquemas e **ciclos de quimioterapia** que mostram resultados alvissareiros. Entre os principais medicamentos empregados como quimioterápicos no câncer de próstata podemos citar: docetaxel, cabazitaxel, estramustina, mitoxantrona, doxorrubicina, etoposide, vinblastina, paclitaxel, carboplatina e vinorelbina. Vários são os esquemas empregados, entretanto, de uma maneira geral a quimioterapia geralmente é iniciada com docetaxel combinado com um corticoide (prednisona). Se a resposta não for adequada, o cabazitaxel é associado. O uso de outras abordagens é avaliado periodicamente de acordo com a resposta e evolução do paciente através de medidas do PSA **(resposta bioquímica)** e exames radiológicos para avaliar os efeitos nos sítios metastáticos **(resposta radiológica)**.

Tradicionalmente, a quimioterapia tem sido reservada como alternativa derradeira do ponto de vista terapêutico, ou seja, contempla-se a quimioterapia quando a neoplasia avança independentemente de todas as manipulações hormonais disponíveis. O início da mesma também é motivo de discussão, ou seja, no início da progressão do PSA ou quando o paciente começa a apresentar sintomas. Informações mais recentes oriundas do congresso da ASCO (*American Society of Clinical Oncology*) sugere que para determinadas neoplasias o uso precoce da quimioterapia associada à hormonioterapia apresenta resultados superiores ao uso da hormonioterapia isolada.

Outras abordagens combinadas com o emprego de bisfosfonados e cuidados gerais, normalmente, são utilizadas concomitantemente, visando evitar perda mineral óssea – um efeito frequente quando são utilizados tratamentos que reduzem a mesma, como os quimioterápicos e hormonioterapia.

Efeitos colaterais da quimioterapia

Os medicamentos quimioterápicos têm uma ação sistêmica, atingem todas as células do organismo tendo em vista que são carregados pela corrente sanguínea. Assim, os efeitos destas medicações não são seletivos, ou seja, atingem outras células e não apenas as neoplásicas. Outras células normais também são acometidas e especialmente aquelas que se reproduzem mais rapidamente como as células das mucosas (boca – inflamações da boca, mucosites), folículos pilosos (alopécia ou perda dos cabelos), mucosa intestinal (diarréia), medula óssea (produzindo anemia, leucopenia, diminuição das plaquetas). Como consequência, pacientes podem apresentar também náuseas, vômitos, maior sensibilidade para infecções, hemorragias, hematomas e fadiga. Estas reações geralmente têm a duração do período da quimioterapia e tendem a regredir e reverter assim que a mesma terminar. Entretanto, estes efeitos não devem ser desconsiderados e devem ser monitorados periodicamente através de avaliações médicas e exames complementares. Na figura abaixo, temos um exemplo de sequenciamento do uso de medicamentos para tratamento da doença prostática avançada (metastática).

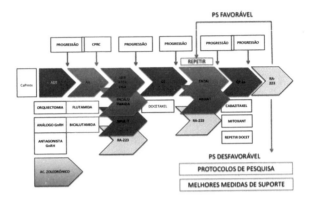

Figura 12: Exemplo de sequenciamento terapêutico no câncer de próstata metastático.

CaPmtx: câncer de próstata metastático
ADT: Deprivação androgênica
AA: antiandrógenos
CPRC: câncer de próstata resistente à castração
QT: quimioterapia de primeira linha
QT2a: quimioterapia de segunda linha
Sipult-T: Sipuleucel-T
RA223: radium 223
PS desfavorável: prognóstico desfavorável
PS favorável: prognóstico favorável

1.2.3.12 Prevenção do câncer de próstata

Este é um tópico de relevância ímpar nos dias de hoje, entretanto, frequentemente o termo prevenção acaba sendo utilizado de forma incorreta. Neste sentido, a prevenção habitualmente é dividida do ponto de vista conceitual em diferentes níveis como se segue:

a. *Prevenção primordial:* diz respeito à mudança de alguns aspectos especialmente relacionados ao padrão de vida, econômico, social e cultural, que estão associados a um risco mais elevado para uma determinada enfermidade. Por exemplo, legislação que regula ambientes livres do tabagismo.

b. *Prevenção primária:* visa evitar situações e fatores de risco antes que o processo fisiopatológico de alguma doença se estabeleça. Exemplo: prevenção de doenças sexualmente transmissíveis com o uso de preservativos. Prevenção do câncer de próstata através de medicamentos.

c. *Prevenção secundária:* diz respeito à detecção precoce de alguma enfermidade e que possa ser tratada de forma adequada, interferindo assim que a mesma curse e represente um risco de morte ao indivíduo. Exemplo: detecção precoce do câncer de próstata e mama.

d. *Prevenção terciária:* neste nível, o objetivo é limitar a evolução da doença, evitar ou diminuir complicações decorrentes da mesma, controlar ou prevenir a recorrência desta, e reintegrar o indivíduo ao convívio social mesmo em situações de incurabilidade. Exemplo: indivíduos soropositivos e seu convívio adaptado a uma situação incurável. Câncer de próstata avançado e suas consequências.

e. *Prevenção quaternária:* ainda não universalmente aceita, mas que elabora uma visão crítica sobre vários aspectos relacionados a questões como aumento da longevidade da população, internação assistencial de indivíduos, avanços médicos e científicos e suas consequências, tratamentos e resultados em termos de impacto sobre qualidade de vida, necessidade e impacto na sobrevida doença-específica ou sobrevida global. Exemplo: identificar pacientes com câncer de próstata que eventualmente não necessitem de tratamento, evitando tratamento excessivo (*overtreatment*).

Baseado nestes conceitos fundamentais, o tópico prevenção aqui descrito abordará apenas aqueles relacionados à prevenção primordial e prevenção primária.

a) Alimentos e estilo de vida

Talvez um dos aspectos mais relevantes e especulados relacionados à etiologia do câncer de próstata está relacionado com o dano ao DNA mediado por processos oxidativos. Importante ressaltar que estes fenômenos não são instantâneos e tampouco isolados, mas relacionados a uma cascata de eventos em "efeito dominó" que resultam, em última instância, na transformação de uma célula normal em uma célula neoplásica. Neste contexto, alguns dos aspectos mais frequentemente relacionados quando falamos de etiologia do câncer de próstata são os ambientais, alimentares, genéticos e de estilo de vida. As menores taxas de câncer de próstata clínico são observadas em populações asiáticas, com características bastante distintas em relação às ocidentais, quando quesitos como alimentação e estilo de vida são considerados. A ACS (*American Cancer Society* – Sociedade Americana de Câncer), neste quesito sugere:

- ingerir alimentos cuja origem seja a partir de vegetais e plantas;
- ingerir cinco ou mais tipos diferentes de frutas e vegetais;
- reduzir ingestão de alimentos ricos em gordura;

- reduzir ingestão de alimentos de origem animal (carnes), especialmente ricos em gordura
- atividade física regular;
- evitar a obesidade (manter peso dentro dos limites do índice de massa corporal).

A recomendação para ingestão de frutas e vegetais baseia-se no fato de que estas substâncias contêm antioxidantes como o selênio e licopeno. Os *vegetais crucíferos* (brócolis, couve-flor, couve de Bruxelas) contêm um ingrediente denominado de sulforafano, que age aumentando uma enzima denominada de glutationa-S-transferase-pi (GST-pi) que é um poderoso antioxidante celular. O *selênio* é um mineral presente no solo e está presente em frutas e vegetais e também em carnes de peixes. O selênio é um componente essencial de outro antioxidante denominado de gluationa peroxidase que tem também a função de "limpar" o organismo de substâncias potencialmente tóxicas. A *vitamina E* também tem sido relacionada com atividade antioxidante e potencial estimulador do sistema imunológico e, portanto, sugerido como alguma possível propriedade anticancerígena. Os *derivados de grãos como a soja* apresentam as isoflavonas, fitoestrógenos e a genisteina. Esta substâncias apresentariam propriedades anticancerígenas por inibir determinadas enzimas como o fator de crescimento epidérmico tirosina quinase (estimula a divisão celular e crescimento dos tumores) e a angiogênese como observado pela genisteina. Assim, a ação destas substâncias inibiria a proliferação celular e formação de vasos sanguíneos, etapas fundamentais para o crescimento dos tumores. Os *carotenóides,* entre estes, são destacados pela presença de vitamina A, observada em produtos de origem animal (vitamina A pré-formada) ou sob forma de carotenóide, pigmento de origem vegetal (vegetais verdes e amarelos), substâncias que ajudam na diferenciação celular. O licopeno é outro carotenóide, que não pode ser convertido em vitamina A, mas apresenta propriedades antioxidantes, e é encontrado em tomates, morangos e melões. A maior fonte são os tomates e, interessantemente, é de se destacar que seu cozimento libera maior quantidade de licopeno. Finalmente, o *chá verde* também tem sido relacionado à propriedades antioxidantes exercidas pelos polifenóis presentes nestes. *Saw palmeto (serenoa repens)* tem sido considerada uma substância com potencial efeito sobre o tecido prostático, tendo em vista que se atribui a este vegetal a propriedade de reduzir a concentração de di-hidrotestosterona, um hormônio estimulador do crescimento prostático. Entretanto, novamente não existem evidências definitivas sobre potencial benefício desta substância na prevenção do câncer de próstata ou mesmo da hiperplasia benigna.

Para exemplificar, as controvérsias ainda existentes neste campo, vale citar o estudo SELECT, talvez o maior já realizado no mundo em termos de suplementos iniciado em 2001, financiado pelo Instituto Nacional do Câncer dos Estados Unidos, que avaliou os potenciais efeitos preventivos sobre câncer de próstata. Em essência, este estudo aferiu os efeitos da ingestão de vitamina E (400UI/dia) e selênio (200mcg/dia) e o impacto na saúde humana. A população foi dividida em quatro grupos: controle, somente vitamina E, somente selênio, vitamina E e selênio. Os homens foram acompanhados até o ano de 2011 e observou-se que o grupo de homens que ingeriu apenas vitamina E apresentou 1.6 vezes mais câncer de próstata do que a população controle, enquanto os outros grupos não diferiram quanto à incidência deste diagnóstico. De maneira que não existe, baseado neste estudo formal, indicação para uso destas substâncias com a intenção de prevenir o câncer de próstata. Este é um aspecto que exemplifica a controvérsia neste campo, sendo necessárias abordagens metodológicas mais efetivas para uma melhor compreensão de diferentes variáveis relacionadas a esta área de investigação.

Em relação ao licopeno, a análise de oito estudos bem conduzidos também não foi capaz de demonstrar benefícios categóricos no que concerne à prevenção do câncer de próstata.

b) Medicamentos

Dois grandes estudos foram desenvolvidos para testar dois medicamentos na prevenção do câncer de próstata. O primeiro, denominado de *Prostate Cancer Prevention Trial (PCPT)* que testou a finasterida, e o outro, denominado de *Reduction by Dutasteride of Prostate Cancer Events (REDUCE)*, que avaliou os efeitos da dutasterida. Ambas as substâncias apresentam como resultados finais a redução da formação de dihidrotestosterona (através da inibição da enzima 5-alfa-redutase) que é um hormônio derivado da testosterona e tem ação trófica sobre a glândula prostática. Ambos os estudos que tiveram um tempo de avaliação, respectivamente, de sete e quatro anos, observaram que nos homens tratados com finasterida houve uma redução na incidência de câncer de próstata da ordem de 24,8%, enquanto o emprego da dutasterida reduziu este diagnóstico em 22,8%, quando comparados com os homens acompanhados e não tratados com as referidas substâncias. Entretanto, especialmente no primeiro estudo, foi observado que aqueles homens que usaram a medicação e tiveram o diagnóstico de câncer de próstata, apresentavam uma neoplasia com um potencial biológico mais agressivo. A diferenciação tumoral em câncer de próstata é aspecto de magnitude significativa, tendo em vista o impacto de seu prognóstico. Outras substâncias, como anti-inflamatórios e as estatina, também foram avaliados quanto ao potencial de interferir ou prevenir tumores e, entre estes, o câncer de próstata. Entretanto, resultados mais definitivos ainda são aguardados no intuito de se avaliar os potencias efeitos das referidas substâncias em um contexto preventivo da carcinogênese prostática.

Referências bibliográficas de apoio

GRONBERG, H.: Prostate cancer epidemiology. Lancet, **361:** 859, 2003.

RHODEN, E. L., GRAZIOTTIN, T. M., SOUTO, C. A. V.: Urologia Oncológica, 1a. ed: Revinter, pp. 291 - 307, 2004.

INCA: Estimativas de incidência de câncer para o ano de 2006. Brasil: INCA, 2006.

WROCLAWSKI ER, B. D., DAMIÃO R, ORTIZ V: Guia Prático de Urologia da SBU: Segmento, 2003.

AUS, G., ABBOU, C. C., PACIK, D. *et al.*: EAU guidelines on prostate cancer. Eur Urol, 40: 97, 2001.

CARTER, B. S., BEATY, T. H., STEINBERG, G. D. *et al.*: Mendelian inheritance of familial prostate cancer. Proc Natl Acad Sci U S A, 89: 3367, 1992.

STEINBERG, G. D., CARTER, B. S., Beaty, T. H. *et al.*: Family history and the risk of prostate cancer. Prostate, 17: 337, 1990.

GRONBERG, H., DAMBER, L., DAMBER, J. E.: Familial prostate cancer in Sweden. A nationwide register cohort study. Cancer, 77: 138, 1996.

HUGGINS, C., HODGES, C. V.: Studies on prostatic cancer. I. The effect of castration, of estrogen and androgen injection on serum phosphatases in metastatic carcinoma of the prostate. CA Cancer J Clin, 22: 232, 1972.

STATTIN, P., LUMME, S., TENKANEN, L. *et al.*: High levels of circulating testosterone are not associated with increased prostate cancer risk: a pooled prospective study. Int J Cancer, 108: 418, 2004.

WIREN, S., STOCKS, T., RINALDI, S. et al.: Androgens and prostate cancer risk: a prospective study. Prostate, 67: 1230, 2007.

SEVERI, G., MORRIS, H. A., MACINNIS, R. J. et al.: Circulating steroid hormones and the risk of prostate cancer. Cancer Epidemiol Biomarkers Prev, 15: 86, 2006.

VATTEN, L. J., URSIN, G., ROSS, R. K. et al.: Androgens in serum and the risk of prostate cancer: a nested case-control study from the Janus serum bank in Norway. Cancer Epidemiol Biomarkers Prev, 6: 967, 1997.

CHEN, C., WEISS, N. S., STANCZYK, F. Z. et al.: Endogenous sex hormones and prostate cancer risk: a case-control study nested within the Carotene and Retinol Efficacy Trial. Cancer Epidemiol Biomarkers Prev, 12: 1410, 2003.

RODDAM, A. W., ALLEN, N. E., APPLEBY, P. et al.: Endogenous sex hormones and prostate cancer: a collaborative analysis of 18 prospective studies. J Natl Cancer Inst, 100: 170, 2008.

RHODEN, E. L., MORGENTALER, A.: Risks of testosterone-replacement therapy and recommendations for monitoring. N Engl J Med, 350: 482, 2004.

BRESLOW, N., C. C., DHOM, G., DRURY, R.A.B., FRANKS, L.M., GELLEI, B., LEE, Y.S., LUNDBERG, S., SPARKE, B., STERNBY, N.H., TULINIUS, H.: Latent carcinoma of prostate at autopsy in seven areas. Int J Cancer, 20: 680, 1977.

DENIS, L., MORTON, M. S., GRIFFITHS, K.: Diet and its preventive role in prostatic disease. Eur Urol, 35: 377, 1999.

HANCHETTE CL, S. G.: Geographic patterns of prostate cancer mortality. Evidence for a protective effect of ultraviolet radiation. Cancer, 70: 2861, 1992.

SCHULMAN CC, Z. A., DENNIS, L., SCHRODERE. F.H., SAKR, W.A.: Prevention of prostate cancer. Scand J Urol Nephrol, 205 (Suppl): 50, 2000.

BARNES, R. W.: Carcinoma of the prostate: a comparative study of modes of treatment. J Urol, 44: 169, 1940.

EMMETT, J. L., RJ, B. K. J. J.: Transrectal biopsy to detect prostatic carcinoma: a review and report of 203 cases. J Urol, 87: 460, 1962.

KIM ED, G. J.: Clinical symptoms and signs of prostate cancer, Second ed. Baltimore: Williams & Wilkins, 2000.

SCHABERG, J., GAINOR, B. J.: A profile of metastatic carcinoma of the spine. Spine, 10: 19, 1985.

CHODAK, G. W.: The role of watchful waiting in the management of localized prostate cancer. J Urol, 152: 1766, 1994.

CARVALHAL, G. F., SMITH, D. S., MAGER, D. E. *et al.*: Digital rectal examination for detecting prostate cancer at prostate specific antigen levels of 4 ng./ml. or less. J Urol, 161: 835, 1999.

CATALONA, W. J., RICHIE, J. P., AHMANN, F. R. *et al.*: Comparison of digital rectal examination and serum prostate specific antigen in the early detection of prostate cancer: results of a multicenter clinical trial of 6,630 men. J Urol, 151: 1283, 1994.

AUS, G., AHLGREN, G., BERGDAHL, S. *et al.*: Infection after transrectal core biopsies of the prostate--risk factors and antibiotic prophylaxis. Br J Urol, 77: 851, 1996.

COLLINS, G. N., LLOYD, S. N., HEHIR, M. *et al*.: Multiple transrectal ultrasound-guided prostatic biopsies--true morbidity and patient acceptance. Br J Urol, 71: 460, 1993.

POMPEO, A. C. L.: Diretrizes em uro-oncologia da Sociedade Brasileira de Urologia. Rio de Janeiro: SBU, 2005.

STEINER, M. S., MORTON, R. A., WALSH, P. C.: Impact of anatomical radical prostatectomy on urinary continence. J Urol, 145: 512, 1991.

ZELEFSKY, M. J., FUKS, Z., HUNT, M. *et al*.: High dose radiation delivered by intensity modulated conformal radiotherapy improves the outcome of localized prostate cancer. J Urol, 166: 876, 2001.

POTOSKY, A. L., DAVIS, W. W., HOFFMAN, R. M. *et al*.: Five-year outcomes after prostatectomy or radiotherapy for prostate cancer: the prostate cancer outcomes study. J Natl Cancer Inst, 96: 1358, 2004.

KUPELIAN, P. A., ELSHAIKH, M., REDDY, C. A. *et al*.: Comparison of the efficacy of local therapies for localized prostate cancer in the prostate-specific antigen era: a large single-institution experience with radical prostatectomy and external-beam radiotherapy. J Clin Oncol, 20: 3376, 2002.

WILT, T. J., MacDONALD, R., RUTKS, I. *et al*.: Systematic review: comparative effectiveness and harms of treatments for clinically localized prostate cancer. Ann Intern Med, 148: 435, 2008.

PARTIN, A. W., YOO, J., CARTER, H. B. *et al*.: The use of prostate specific antigen, clinical stage and Gleason score to predict pathological stage in men with localized prostate cancer. J Urol, 150: 110, 1993.

KATTAN, M. W., ZELEFSKY, M. J., KUPELIAN, P. A. *et al.*: Pretreatment nomogram that predicts 5-year probability of metastasis following three-dimensional conformal radiation therapy for localized prostate cancer. J Clin Oncol, 21: 4568, 2003.

POLLACK, A., ZAGARS, G. K., SMITH, L. G. *et al.*: Preliminary results of a randomized radiotherapy dose-escalation study comparing 70 Gy with 78 Gy for prostate cancer. J Clin Oncol, 18: 3904, 2000.

ROBINSON, J. W., MORITZ, S., FUNG, T.: Meta-analysis of rates of erectile function after treatment of localized prostate carcinoma. Int J Radiat Oncol Biol Phys, 54: 1063, 2002.

EPSTEIN, J. I., CHAN, D. W., SOKOLL, L. J. *et al.*: Nonpalpable stage T1c prostate cancer: prediction of insignificant disease using free/total prostate specific antigen levels and needle biopsy findings. J Urol, 160: 2407, 1998.

CARTER, H. B., WALSH, P. C., LANDIS, P. *et al.*: Expectant management of nonpalpable prostate cancer with curative intent: preliminary results. J Urol, 167: 1231, 2002.

COOKSON, M. S., AUS, G., BURNETT, A. L. *et al.*: Variation in the definition of biochemical recurrence in patients treated for localized prostate cancer: the American Urological Association Prostate Guidelines for Localized Prostate Cancer Update Panel report and recommendations for a standard in the reporting of surgical outcomes. J Urol, 177: 540, 2007.

KLEIN, E. A., THOMPSON, I. M., LIPPMAN, S. M. *et al.*: SELECT: the next prostate cancer prevention trial. Selenum and Vitamin E Cancer Prevention Trial. J Urol, 166: 1311, 2001.

ANDRIOLE, G. L., ROEHRBORN, C., SCHULMAN, C. *et al.*: Effect of dutasteride on the detection of prostate cancer in men with benign prostatic hyperplasia. Urology, 64: 537, 2004.

THOMPSON, I. M., PAULER, D. K., GOODMAN, P. J. *et al.*: Prevalence of prostate cancer among men with a prostate--specific antigen level < or =4.0 ng per milliliter. N Engl J Med, 350: 2239, 2004.

SCATTONI, V., MONTORSI, F., PICCHIO, M. *et al.*: Diagnosis of local recurrence after radical prostatectomy. BJU Int, 93: 680, 2004.

SCHAEFFER E et al., NCCN- Guideline Insight: Prostate Cancer. J Natl Compr Canc Netw 2021;19(2):pp. 134 - 143.

SANDA, M. G. et al., Clinically Localized Prostate cancer: AUA/ASTRO?SUO Guideline 2017. American Urological Association, 2017.

American Cancer Society. Prostate Cancer Early Detection, Diagnosis, and Staging.Cancer.org | 1.800.227.2345, 2021.

RODNEY, S. et al., Key papers in prostate cancer. Expert Review of Anti-infective Therapy, pp. 1 - 6, 2014.

SMITH-PALMER, J. et al., Literature review of the burden of prostate cancer in Germany, France, the United Kingdom and Canada. *BMC Urology* v. 19(19): pp. 2 - 16, 2019.

TANNOCK, I. F. Improving Treatment for Advanced Prostate Cancer. N Engl J Med 2019; 381: pp. 176 - 177.

DAVIS, I. D. et al., Enzalutamide with Standard First-Line Therapy in Metastatic Prostate Cancer. N Engl J Med 2019; 381:pp. 121 - 131.

MIERNIK, A. *et al.*, Current Treatment for Benign Prostatic Hyperplasia . Dtsch Arztebl Int 2020; 117: pp. 843 - 854.

DÁMICO, A. Treatment or Monitoring for Early Prostate Cancer. N Engl J Med 2016; 375: pp. 1.482 - 1.483.

ALADESURU, O. et al., Review of the Economics of Surgical Treatment Options for Benign Prostatic Hyperplasia. Curr Urol Rep., 2022 Jan;23(1): pp. 11 - 18.

BABOUDJIAN, M. *et al.*, Best Nonsurgical Managements of Acute Urinary Retention: What's New?Curr Opin Urol. 2022;32(2): pp. 124 - 130.

DEYIRMENDJIAN, C. *et al.*, Surgical Treatment Options for Benign Prostatic Obstruction.Curr Opin Urol. 2022;32(1):pp. 102 - 108.

LERNER, L. B., MCVARY, K. T., BARRY, M. J. *et al*: Management of lower urinary tract symptoms attributed to benign prostatic hyperplasia: AUA Guideline part I, initial work-up and medical management. J Urol 2021; 206: 806.

LERNER, L. B., MCVARY, K. T., BARRY, M. J. *et al*: Management of lower urinary tract symptoms attributed to benign prostatic hyperplasia: AUA Guideline part II, surgical evaluation and treatment . J Urol 2021; 206: 818.

LOWRANCE, W. T. *et al.*, Advanced Prostate Cancer: AUA/ASTRO/SUO Guideline PART I. J Urol 2020 v. 205, pp. 14 - 21.

LOWRANCE, W. T. *et al.*, Advanced Prostate Cancer: AUA/ASTRO/SUO Guideline PART II. J Urol 2020 v. 205, pp. 22 - 29.

PISANSKY, T, M. *et al.*, Adjuvant and Salvage Radiotherapy after Prostatectomy: ASTRO/AUA Guideline Amendment 2018-2019. J Urol., v. 202, pp. 533 - 538, 2019.

WOLLIN, D. A., MAKAROV, D. V.: Guideline of guidelines: imaging of localized prostate cancer. BJU Int 2015; 116: 526.

PRITCHARD, C. C., MATEO, J., WALSH, M.F. *et al*: Inherited DNA-repair gene mutations in men with metastatic prostate cancer. N Engl J Med 2016; 375: 443.

WYSOCK, J. S., MENDHIRATTA, N., ZATTONI, F. *et al*: Predictive value of negative 3T multiparametric magnetic resonance imaging of the prostate on 12-core biopsy results. BJU Int 2016; 118: 515.

AGARWAL, G., BUETHE, D., RUSSELL, C. *et al*: Long term survival and predictors of disease reclassification in patients on an active surveillance protocol for prostate cancer. Can J Urol 2016; 23: 8215.

YAXLEY, J. W., COUGHLIN, G. D., CHAMBERS, S. K. *et al*: Robot-assisted laparoscopic prostatectomy versus open radical retropubic prostatectomy: early outcomes from a randomised controlled phase 3 study. Lancet 2016 388:1057.

ROEHRBORN, C. G., PEREZ, I., ROOS, E., *et al.* Efficacy and safety of a fixed -dose combination of dutasteride and tamsulosin treatment (Duodart®) compared with watchful waiting with initiation of tamsulosin therapy if symptoms do not improve, both provided with lifestyle advice, in the management of treatment-naïve men with moderately symptomatic benign prostatic hyperplasia: 2-year CONDUCT study results. BJU Int. 2015;116:450.

FWU, C. W., EGGERS, P. W., KIRKALI, Z. *et al*: Change in

sexual function in men with lower urinary tract symptoms/ benign prostatic hyperplasia associated with long-term treatment with doxazosin, finasteride and combined therapy. 2014; 191: 1828.

SCHWEIZER, M. T., ANTONARAKIS, E. S., WANG, H., *et al.* Effect of bipolar androgen therapy for asymptomatic men with castration-resistant prostate cancer: results from a pilot clinical study. *Sci Transl Med.* 2015; 7(269): 269ra2.

SZMULEWITZ, R., MOHILE, S., POSADAS, E., *et al.* A randomized phase 1 study of testosterone replacement for patients with low-risk castration-resistant prostate cancer. *Eur Urol.* 2009;56(1): pp. 97 - 103.

TEPLY, B. A., WANG, H., LUBER, B., *et al.* Bipolar androgen therapy in men with metastatic castration-resistant prostate cancer after progression on enzalutamide: an open-label, phase 2, multicohort study. *Lancet Oncol.* 2018;19(1):pp. 76 - 86.

MARKOWSKI, M. C. *et al.* COMBAT-CRPC: Concurrent administration of bipolar androgen therapy (BAT) and nivolumab in men with metastatic castration-resistant prostate cancer (mCRPC). J Clini Oncol, ASCO, 2021.

AVERBECK, M. A., RHODEN, E. L. Cancer de próstata. *In:* Rhoden E. L. Urologia no consultório. ARTMED Editora, Porto Alegre. 2009, c. 34; pp. 605 - 623.

RHODEN E. L. *et al.*, Infecção urinária, epididimites, orquites e prostatites. IN: RHODEN *et al.*, Urologia no consultório. ARTMED Editora, Porto Alegre, 2009, c. 17: pp. 291 - 305.

Ernani Luis Rhoden

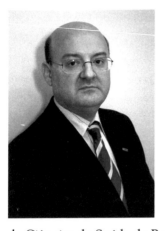

Natural da cidade de São Paulo das Missões, Povoado Santa Cecilia, Rio Grande do Sul, radicado desde 1986 na cidade de Porto Alegre. É graduado em Medicina pela Universidade Federal de Ciências da Saúde de Porto Alegre (UFCSPA). Residência Médica em Cirurgia Geral e Urologia na UFCSPA e Irmandade Santa Casa de Misericórdia de Porto Alegre (ISCMPA). Mestrado em Clínica Cirúrgica pela UFCSPA, Mestrado em Medicina: Ciências Médicas pela Universidade Federal do Rio Grande do Sul (UFRGS), Doutorado em Clínica Cirúrgica pela UFCSPA e Doutorado em Medicina: Ciências Médicas pela UFRGS. Pós--doutorado CAPES na Universidade de Harvard, Boston, USA. Professor Associado, Livre-Docente de Urologia da UFCSPA e Chefe do Serviço de Urologia da ISCMPA. É médico do corpo clínico do Hospital Moinhos de Vento (HMV) e Membro

Titular da Sociedade Brasileira de Urologia (TiS-BU), Membro da Associação Americana de Urologia (AUA) e da *Internacional Society of Sexual Medicine* (ISSM). Professor na Residência Médica em Urologia e orientador no curso de Pós-Graduação em Ciências da Saúde da UFCSPA. Pesquisador ativo com diversas publicações em revistas como, *The New England Journal of Medicine, Journal of Urology, The Sexual Journal of Medicine, International Nephrology and Urology and International British Journal of Urology, International Brazilian Journal of Urology* entre outros. Investigador principal em diversos estudos multicêntricos com interesse especial em tópicos que envolvem educação médica, saúde masculina, testosterona e seus efeitos, disfunção sexual, oncologia urológica, câncer de próstata e rim. Autor de dois livros: *Urologia no ambulatório* (ARTMED), *Urologia Oncológica* (REVINTER). Treinamento em cirurgia minimamente invasiva e cirurgia robótica em urologia.

Instagram: @ErnaniRhoden;
Twitter: @ErnaniRhoden

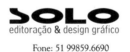
editoração & design gráfico

Fone: 51 99859.6690

Este livro foi confeccionado especialmente para a
Editora Meridional Ltda.,
em GoudyOlSt BT, 11/15 e
impresso na Gráfica Odisséia.